SUA MAJESTADE: O ADOLESCENTE!
COMO EXPERIÊNCIAS REAIS E SURPREENDENTES DE ADOLESCENTES TRANSFORMARAM SUAS VIDAS E A DE SUAS FAMÍLIAS!

Histórias de superação de jovens narradas por uma homeopata!

Editora Appris Ltda.
1.ª Edição - Copyright© 2023 da autora
Direitos de Edição Reservados à Editora Appris Ltda.

Nenhuma parte desta obra poderá ser utilizada indevidamente, sem estar de acordo com a Lei nº 9.610/98. Se incorreções forem encontradas, serão de exclusiva responsabilidade de seus organizadores. Foi realizado o Depósito Legal na Fundação Biblioteca Nacional, de acordo com as Leis nºs 10.994, de 14/12/2004, e 12.192, de 14/01/2010.

Catalogação na Fonte
Elaborado por: Josefina A. S. Guedes
Bibliotecária CRB 9/870

S192s 2023	Sampaio, Cyntia
	Sua majestade : o adolescente! : como experiências reais e surpreendentes de adolescentes transformaram suas vidas e a de suas famílias! : histórias de superação de jovens narradas por uma homeopata! / Cyntia Sampaio. – 1. ed. – Curitiba : Appris, 2023.
	144 p. : il. ; 21 cm.
	ISBN 978-65-250-4549-8
	1. Adolescentes. 2. Adolescência. 3. Família. 4. Homeopatia. I. Título.
	CDD – 305.23

Appris editora

Editora e Livraria Appris Ltda.
Av. Manoel Ribas, 2265 – Mercês
Curitiba/PR – CEP: 80810-002
Tel. (41) 3156 - 4731
www.editoraappris.com.br

Printed in Brazil
Impresso no Brasil

Cyntia Sampaio

SUA MAJESTADE: O ADOLESCENTE!
COMO EXPERIÊNCIAS REAIS E SURPREENDENTES
DE ADOLESCENTES TRANSFORMARAM SUAS VIDAS
E A DE SUAS FAMÍLIAS!

Histórias de superação de jovens narradas por uma homeopata!

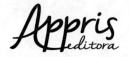

FICHA TÉCNICA

EDITORIAL	Augusto Vidal de Andrade Coelho
	Sara C. de Andrade Coelho
COMITÊ EDITORIAL	Marli Caetano
	Andréa Barbosa Gouveia (UFPR)
	Jacques de Lima Ferreira (UP)
	Marilda Aparecida Behrens (PUCPR)
	Ana El Achkar (UNIVERSO/RJ)
	Conrado Moreira Mendes (PUC-MG)
	Eliete Correia dos Santos (UEPB)
	Fabiano Santos (UERJ/IESP)
	Francinete Fernandes de Sousa (UEPB)
	Francisco Carlos Duarte (PUCPR)
	Francisco de Assis (Fiam-Faam, SP, Brasil)
	Juliana Reichert Assunção Tonelli (UEL)
	Maria Aparecida Barbosa (USP)
	Maria Helena Zamora (PUC-Rio)
	Maria Margarida de Andrade (Umack)
	Roque Ismael da Costa Güllich (UFFS)
	Toni Reis (UFPR)
	Valdomiro de Oliveira (UFPR)
	Valério Brusamolin (IFPR)
SUPERVISOR DA PRODUÇÃO	Renata Cristina Lopes Miccelli
ASSESSORIA EDITORIAL	Jibril Keddeh
REVISÃO	Camila Moreira
	Alana Cabral
PRODUÇÃO EDITORIAL	Jibril Keddeh
DIAGRAMAÇÃO	Bruno Ferreira Nascimento
CAPA	Lívia Weyl
ILUSTRAÇÕES	Meylla Teles de Oliveira Neves
REVISÃO DE PROVA	Raquel Fuchs de Carvalho

À minha mãe, que me ensinou a amar os livros!

AGRADECIMENTOS

Aos professores José Moreno e Eliete Fagundes, pela coragem e empenho de levar a homeopatia a todos indistintamente.

Ao Sr. Jairo, fundador do Sistema Divina Providência, no qual há 50 anos sua filosofia transforma a vida de jovens e suas famílias, empenho que contribui para a formação ética, espiritual, acadêmica e profissional de adolescentes em vulnerabilidade social.

À vice-diretora Hilda Quirino, que, no seu momento de aluna, me convenceu a ir ao Lar dos Meninos.

Ao superintendente Thiago Nascimento, que acreditou na homeopatia como terapêutica aos jovens que necessitam de auxílio e compaixão.

A todos os estagiários que dedicaram tempo, carinho e determinação ao tratamento de milhares de jovens.

Aos voluntários que contribuiram financeiramente para a revitalização e manutenção do espaço concedido à homeopatia para o acolhimento de todos.

Aos funcionários, educadores, instrutores, professores, diretoria e secretaria. Agradeço o carinho, a dedicação, a colaboração, a paciência e o olhar aos meninos e meninas que necessitam de amparo e que, por tantas vezes, são negligenciados pela família e sociedade.

A Hahnemann e a todos os homeopatas, pelos livros, métodos, dicas e ensinamentos. Sem eles, não iríamos a lugar algum.

À minha família, que é para mim símbolo de amor.

A Deus, por me conceder uma segunda chance. Sou eternamente grata.

Embora ninguém possa voltar atrás e fazer um novo começo, qualquer um pode começar agora e fazer um novo fim.

(Chico Xavier)

APRESENTAÇÃO

Sua majestade: o adolescente!

Em um breve momento de sua vida, você foi um adolescente, ou ainda está vivendo essa fase. Para aqueles que já passaram por ela, o que logo vem à mente é: "Nossa, quantas loucuras que já fiz!! Como tive coragem?" Há tempos, não muitos, ser adolescente não incorria em tantos perigos. Era mais aventura do que tudo. E nos tempos atuais? Como ser adolescente e viver tudo o que o mundo pode proporcionar em meio a tantas transformações sociais, culturais e tecnológicas? Apresento aqui histórias verídicas que irão modificar sua visão sobre ser jovem no mundo atual. Essas histórias são de adolescentes que vivenciaram grandes desafios e que redefiniram, apesar de tantos obstáculos, a direção de suas vidas. Ainda que esteja experienciando essa fase, convido você a ler e tentar, com base em cada história, entender o porquê de seus questionamentos. Jovem ou adulto, não importa. Este é um livro para todos e que vai mudar radicalmente sua opinião sobre ser e viver a adolescência!!

PRÓLOGO

O início de tudo

Você tem um filho adolescente?

É tio, tia, avô ou avó de um?

Leciona para vários????

Na sua época, os adolescentes eram desse jeito?

Consegue entendê-los? O que eles falam? Por que se vestem daquele jeito? Entende o seu vocabulário??

Como se dar bem com o adolescente que está teclando agora ao seu lado e fazê-lo responder à pergunta que você fez há cinco minutos atrás?

E o que a homeopatia tem a ver com tudo isso???

Você deve estar pensando: "Excelente! Encontrei um livro de autoajuda, do tipo '20 formas de ajudar seu filho, neto, sobrinho, aluno ou adolescente definitivamente!!'"

Sim, este livro vai ajudá-lo, e a homeopatia foi uma ferramenta extraordinária para isso, e vou lhe mostrar como.

Nunca imaginei tratar adolescentes. No decorrer das histórias, você vai saber, com riqueza de detalhes, como cheguei até eles. Foi no mínimo inusitado!!

O que eu ouvia a respeito geralmente era: *"Nossa, como são chatos!! Impossível, ninguém entende!! É muito hormônio envolvido!!".*

Para minha grata surpresa, não foi o que vivo e vivi com todos eles. Sabe por quê?

Vamos fazer uma simples comparação. Se você mora em um bairro no qual grande parte dos moradores são idosos (entre 70/80 anos), você chega até lá e começa a oferecer um pacote para conhecer um parque de diversões de última geração com montanha russa, *jump* e só brinquedos radicais!!!

O que você acha que vai acontecer???

Os idosos vão comprar??? Bem, se algum morador é do tipo que não tem problema cardíaco, vive perigosamente desde sempre e tem o físico de uma pessoa de 45 anos, parabéns!! Venderá!!

E se grande parte for do tipo que apresenta muitas restrições típicas a pessoas da melhor idade? Problemas articulares, doenças sistêmicas e dificuldades de locomoção. Certamente, não irá vender.

Agora, se for em um bairro de pessoas jovens e que amam parques temáticos, há uma excelente probabilidade de vendas!

É a mesma coisa!!!

Os adolescentes gostam de ser compreendidos! Você pergunta: "tem como?" Vamos por partes.

Já parou para pensar nas questões a seguir?

Por que são tão rebeldes?

Qual é o objetivo de chocarem tanto os adultos?

Por que não gostam de obedecer? Por que se acham independentes?

Por que se acham maravilhosos em um dia e horrorosos no outro?

Por que amam estilos diferentes, músicas estranhas, radicalismo e tanta coisa deprê?

Por que são do contra???!!!!

Por que são tão estabanados?

Quer saber as respostas???

Venha para esse universo fascinante e, em grande parte, mal compreendido dos adolescentes! Seja bem-vindo! Você será surpreendido!!

SUMÁRIO

INSTRUÇÕES 17

INTRODUÇÃO: **POR QUE ADOLESCENTE É ASSIM?** 19

CAPÍTULO 1: **O TÍMIDO** 25

CAPÍTULO 2: **O PESSIMISTA** 29

CAPÍTULO 3: **O FILÓSOFO** 33

CAPÍTULO 4: **O PITBULL** 39

CAPÍTULO 5: **OS MEUS CACHOS** 43

CAPÍTULO 6: **O ANJO DA GUARDA** 47

CAPÍTULO 7: **A MÁSCARA** 51

CAPÍTULO 8: **O VINGADOR** 55

CAPÍTULO 9: **O PARASITA** 59

CAPÍTULO 10: **A PROFESSORA** 63

CAPÍTULO 11: **O RESILIENTE** 67

CAPÍTULO 12: **O ATLETA** 71

CAPÍTULO 13: **O ABANDONADO** 75

CAPÍTULO 14: **O INTROVERTIDO** 79

CAPÍTULO 15: **O RELIGIOSO** 83

CAPÍTULO 16: **O VALENTE** 87

CAPÍTULO 17: **A COMPULSIVA** 91

CAPÍTULO 18: **A NAMORADEIRA** 95

CAPÍTULO 19: **A ANSIOSA** 99

CAPÍTULO 20: **O SONHADOR** 103

CAPÍTULO 21: **O DESATENTO (TDAH)** 107

CAPÍTULO 22: **A SEM APETITE** 111

CAPÍTULO 23: **A ALUNA** 117

CAPÍTULO 24: **O AMOR** 125

ANEXO 1: **MÚSICAS** 129

ANEXO 2: **DESENHOS E FOTOS** 135

ANEXO 3: **A CIÊNCIA DA HOMEOPATIA** 141

INSTRUÇÕES

Antes de prosseguir a sua jornada, tenho algumas informações valiosas para você, caro leitor!

1. Cada capítulo refere-se a uma história de vida, ou seja, um caso clínico. O título é sobre uma característica marcante desse jovem!

2. Não deixe de ler os anexos 1 e 2. Neles, você terá informações sobre gírias, músicas e outras táticas para entrar nesse mundo fascinante!

3. No final de cada história, existem algumas informações para os amantes, estudantes e profissionais que trabalham com homeopatia. Mas não se preocupe... Não sabe o que é homeopatia? Não há problema algum. Isso não influenciará em nada a sua compreensão, tampouco a sequência do livro.

    3.1 Essas informações são: rubricas, miasma, constituição, medicamentos. É uma forma de compreender como foi feito o tratamento e a escolha da terapêutica.

4. Nunca ouviu falar em homeopatia, mas você é um curioso e quer saber mais?? Então...

    4.1 Leia o anexo 3. Nele, explico o que essas informações significam!

5. Entende de homeopatia, mas esqueceu algum conceito?? Então...

    5.1 Ajude sua memória!! Leia o anexo 3!!

6. E finalizando, caso queira ler uma história de forma aleatória, não há problema algum! É só abrir o livro! Boa leitura!

INTRODUÇÃO

POR QUE ADOLESCENTE É ASSIM?

Que tal começarmos pela máquina responsável por tudo isso? Você deve ter pensado: claro! Os hormônios!

Ledo engano!

Apresento o vilão de tudo isso: o cérebro!

Caso sua memória esteja em dia, recordará das perguntas iniciais, se não, vamos lá!! Ajudo com a colinha!!!

Por que são tão rebeldes?

Qual é o objetivo de chocarem tanto os adultos?

Por que não gostam de obedecer? Por que se acham independentes?

Por que se acham maravilhosos em um dia e horrorosos no outro?

Por que amam estilos diferentes, músicas estranhas, radicalismo e tanta coisa deprê?

Bem, agora você responde assim: "é verdade! São assim mesmo! É isso tudo e um pouco mais!". Entretanto, a realidade é que você se preocupa muito com eles, porque:

Não comem direito, só porcaria!!

Por que estão tão magros!?

Por que estão tão gordos!?

Só ficam no celular!!!!!

Só ficam no computador!!

Só jogam!! Só ficam no quarto!!

Não respondem a gente direito!

Não entendo o que eles falam!

Então, muitos dirão: "não se preocupe, é uma questão hormonal!! Uma hora passa!!"

E os cientistas pesquisaram e concluíram:

Essa questão hormonal aumenta sim, mas não justifica todas essas alterações em um só ser!

Todas essas mudanças ocorrem devido à plasticidade cerebral, e todas essas alterações do cérebro podem ajudar você e o adolescente na convivência.

Muitas questões são levantadas para essa fase da vida. E certamente, entendê-las faz parte do amadurecimento comportamental dos jovens!

As queixas dos adolescentes são totalmente diferentes das dos pais, e essa divergência é influenciada por pontos de suma importância, entre os quais podemos citar:

Imaturidade

- É mito dizer que é uma fase de imaturidade e que eles só precisam crescer.

- Os adolescentes não precisam apenas sobreviver à adolescência; eles podem prosperar por causa dela.

- Eles querem testar os limites e têm paixão para explorar o desconhecido.

- A definição do cenário em que estão incluídos desenvolverá seus traços de caráter.

Independência

- O movimento saudável para a vida adulta faz-se por meio da interdependência, e não do isolamento total, do *faça você mesmo*.

- Fazer suas próprias atividades e desenvolver responsabilidades são ações que alteram a natureza dos laços.

- Os amigos tornam-se mais importantes.

- Na adolescência, aprendemos a deixar de precisar dos cuidados dos outros, passamos a nos afastar de nossos pais e dos adultos e a nos apoiar mais em nossos iguais!!!

- **Cabe aqui uma observação**: cuidado com os comentários negativos que os adultos projetam, principalmente quando negativos, tais como "preguiçosos", "descontrolados" e "sem foco."

- Johann Wolfgang von Goethe escreveu: *"trate as pessoas como se elas fossem o que deveriam ser e você as ajudará a ser o que elas são capazes de ser."*

- A adolescência é uma época de intensidade emocional, social e muita criatividade.

- É a essência de como deveríamos ser, do que somos capazes de ser e do que precisamos ser como indivíduos e família humana!!

- É uma fase de mudanças naturais e sadias do cérebro. Na adolescência, a mente altera a forma como lembramos, pensamos, racionalizamos, concentramos, tomamos decisões e nos relacionamos.

- **A forma como passamos a adolescência tem impacto direto na forma como viveremos o restante de nossas vidas.**

Busca por novidade

- Isso se justifica pela gratificação dos circuitos cerebrais, ou seja, a busca de sensações e riscos! Os jovens estarão abertos a mudanças e necessitam viver apaixonadamente!

Engajamento social

- Novas amizades!!! Caso não tenham amigos, eles se sentirão deprimidos, tristes e angustiados!
- Vários adolescentes juntos implicam também maiores riscos. Seu exemplo faz toda a diferença diante das escolhas dos jovens!
- Relações de apoio geram bem-estar, longevidade e felicidade.

Intensidade emocional

- Maior vitalidade.
- Impulsividade, depressão e reatividade extrema (devido às alterações cerebrais).
- Repleta de energia e impulso vital.
- Exploração criativa.
- Sentido expandido de consciência.
- Crise de identidade, vulnerabilidade à pressão dos iguais e perda de direção e propósito.
- Ordinário vivido como algo extraordinário.

Todas essas mudanças no cérebro são inatas — força física, função imunológica, resistência ao calor e ao frio, velocidade e agilidade das respostas!

Outras mudanças importantes são o impulso contra a forma tradicional de agir e de pensar, além da realidade que pode render formas diferentes de raciocinar, promovendo o surgimento de maneiras novas e criativas de fazer as coisas.

Talvez essa seja a maior dificuldade para os familiares, pois perder o foco da família e a segurança para ganhar o desconhecido é perigoso!!

E essas transformações são para muitos jovens motivo de angústia e até depressão. E para os jovens maiores motivos para a angústia e a depressão!!

Trata-se de um grande desafio!

Os adultos querem que as coisas permaneçam como estão; os adolescentes têm o ímpeto de criar um mundo novo.

Agora que você, caro leitor, compreendeu um pouco mais sobre os adolescentes, convido você a explorar histórias verídicas (na Homeopatia chamamos de casos clínicos) desses jovens guerreiros que certamente o levarão a se identificar com sua própria história ou a de outros que passaram em sua vida! Essa viagem não terá volta! Mudou toda a minha vida! Tenho certeza de que irá transformar a sua!!!

CAPÍTULO 1

O TÍMIDO

[...] que revela embaraço diante das pessoas; acanhado.
[...] que tem temor, insegurança; receoso.
Oxford Languages

Quando pensamos em adolescência, logo já imaginamos um grupo de jovens com gostos variados, rebeldes, ouvindo música e no celular. Mas existem aqueles que não são da turma de muitos auês! Esse caso é típico daqueles que não são de muitos amigos.

Dani é uma jovem de 15 anos que sofre muito com a questão do rubor. Todos acreditam que a vermelhidão que apresenta em seu rosto é devido à timidez, mas a história não é bem essa.

Nos tratamentos homeopáticos existe uma premissa: a parte representa o todo. E se julgarmos que a vermelhidão de Dani é por causa de sua timidez, estaremos fadados ao fracasso.

O rubor de seu rosto começou a se intensificar quando completou seus 11 anos. Sua vida era normal como a de qualquer pré-adolescente, até que um fato a fez se tornar adulta antes do tempo.

Sua relação com o pai era superficial, mas com sua mãe era especial. Era mais que uma relação de mãe e filha, era também amizade, cumplicidade, entendimento, muito amor e carinho.

Dani estuda em uma escola integral e estuda até hoje. Acordava às 5h30 e retornava às 18 horas. Qual era a dinâmica de Dani com sua mãe? Chegar em casa e contar tudo o que aconteceu: quem conheceu, o que fez e o que aprendeu nos mínimos detalhes. Sua mãe ficava encantada com tamanha loquacidade e com a alegria daqueles momentos.

Mas nem tudo eram flores. O casamento de seus pais não era muito bom. Às vezes, ela escutava as discussões e sabia que seu pai era o motivo. Sua mãe era bem discreta quando o assunto era sobre isso.

Até aqui, caro leitor, você deve estar pensando "nada de novidade." A história de Dani então teve um revés....

Eventualmente, sua mãe queixava-se de dores de cabeça, e elas tornaram-se mais frequentes. Certo dia, ela sentiu-se tão mal que foi hospitalizada, ficando internada por alguns dias, o que foi um grande sofrimento para Dani. Retornando da hospitalização, ela achou que tudo estaria bem e voltaria à rotina normal. Mas não foi isso que ocorreu.

Cada dia que passava, sua mãe piorava, a ponto de não ter mais forças para passar aqueles momentos divertidos que eram tão corriqueiros entre as duas. E, em uma tarde, Dani presenciou uma convulsão e sua mãe foi hospitalizada novamente.

Ela não compreendia e ninguém dizia nada com nada. Ela só ouvia que precisava ser forte. Assim ela o fez, mas a vontade era de gritar para o mundo: "o que está acontecendo com a minha mãe? Alguém pode dizer? Eu não sou tão criança assim?!!"

Dias passaram e a família de sua mãe foi conversar com ela a respeito do que realmente estava acontecendo. Sua mãe foi diagnosticada com câncer cerebral e leucemia.

"Para o mundo que eu quero descer!!!!!"

"Uma bomba em cima de mim. Não quero perder minha mãe!"

Tudo foi piorando até o dia em que seu pai a chamou para uma conversa.

"Minha filha, sua mãe quer ver você. Mas preciso te preparar para isso".

"Pai, quero ir. Vamos!"

"Não é bem assim — os médicos e as enfermeiras vão conversar com você para compreender o que está acontecendo com sua mãe, ok?"

Assim foi feito. E Dani foi. Chegando lá, presenciou dor, tristeza e desesperança. Sua mãe estava muito fraca e sofria. Ela segurou o choro com todas as forças que tinha.

E foi aí que percebeu que seu rosto estava pegando fogo.

Foram os minutos mais longos de sua vida. Sua mãe despediu-se de Dani e foi a óbito dois dias depois.

"Preciso que isso pare. As pessoas falam o tempo todo... Nossa, olha lá, ela ficou vermelhinha de vergonha. Aí piora mais ainda, mas de raiva. Sinto que vou explodir, mas choro para acalmar e tentar tirar essa imagem da minha cabeça. Sim, a imagem da minha mãe. Quando penso nisso, piora e vem o aperto no peito, agonia e choro, muito choro. Já faz três anos que minha mãe faleceu e não falei com ninguém o que realmente aconteceu. Escondi, na escola, durante um ano inteiro a sua doença e só ficaram sabendo no dia em que ela faleceu. Meu pai veio me buscar. Aí todo mundo ficou com pena de mim. Eu sabia que isso ia acontecer. Estou comendo mal, dormindo mais ou menos, choro pelos cantos e me sinto muito sozinha. Ninguém para conversar... Só a Maria. Meu pai? Ele fica assim: "não dá show. Chorar não é solução". Compra o que preciso e vivemos uma relação superficial. Sai com outras mulheres, mas a última foi a pior. Agora sai e passa a noite fora. Melhor do que falar no meu ouvido. Dizem que eu tenho rosácea; depois, falam que é hipotireoidismo. Outros falam que é alergia ao tempo. Mas ninguém pergunta o que sinto. Estou me sentindo insegura, com medo e preciso de ajuda."

No último atendimento, conversamos sobre o futuro e como isso poderia afetá-la. Ela trouxe uma relação de desejos que tem. Perguntei se gostaria de trabalhar ou, quem sabe, fazer um intercâmbio ou fazer a prova do Enem para nutrição, seu desejo. Cogitou várias possibilidades, mas não definiu nenhuma. Conversamos sobre sua mãe e a falta dela. Disse que estava melhor quanto a isso. Sempre ruborizava muito ao falar, diminuiu bastante. Falamos sobre lembranças e como poderia viver sem sua presença.

"Minha mãe era tudo para mim. Viver nesse mundo sem ela é doloroso e difícil. Tenho que aprender a viver e contar comigo. Sei que meu pai se preocupa. Não posso esperar dele o que eu e minha mãe tínhamos. É bem diferente. Essa experiência me fez crescer e amadurecer. Agora é prosseguir. Onde minha mãe estiver eu sei que ela irá me abençoar. Acredito muito em Deus e ela também.

Então, sei que não estou sozinha no mundo. Tudo um dia passa! E sua lembrança será eterna!"

Caso pergunte a um jovem seu maior temor, grande parte responderá: perder um ente querido. E, atualmente, isso acontece bastante. O luto para eles, na maioria dos casos, pode ser vivido com muita intensidade. Por vezes, perdem-se e não conseguem canalizar a dor, assim como alguns adultos.

"Um dia, Cyntia, vou encontrar minha mãe. E como ela mesmo dizia, vou virar uma estrelinha e te esperar!!"

REPERTORIZAÇÃO – RUBRICAS: transtorno por morte dos pais; transtorno mortificação; sentimento de desamparo; timidez; piora consolo; choro involuntário; anorexia nervosa; consolo agrava.

MEDICAMENTO UTILIZADO: *IGN.*

MIASMA: TUBERCULINISMO.

CONSTITUIÇÃO: FLUÓRICA.

QUEIXAS MAIS FREQUENTES DOS TÍMIDOS: ansiedade; introspecção; transtorno por antecipação; medo de falar em público; insegurança; não tomar iniciativa; medo; falta de interação social; rubor facial; respiração acelerada; náuseas; tremores; aperto no peito; suor intenso e ondas de calor; tonturas e desmaios.

MAIS MEDICAMENTOS HOMEOPÁTICOS DOS TÍMIDOS: *BAR-C; CALC; GELS; KALI-C; LAC-HUM; LYC; NAT-C; PETR; PHOS; PLB; PULS; SEP; SIL; SULPH.*

CAPÍTULO 2

O PESSIMISTA

Os jovens acreditam que são o que os outros dizem que são e devem fazer o que os outros fazem.
(Judy Coldicott)

"*Ó azar, ó vida, ó céus!*". Essa frase é do personagem Hardy[1]. Lembra-se dele? Era uma hiena e via o lado sombrio das coisas. Pessimista, tudo era ruim e a vida era uma cascata de eventos infelizes.

No primeiro momento em que vi Pablo, lembrei desse personagem. Tudo estava péssimo. Não só ruim, mas uma tempestade vivia sobre a cabeça dele.

Achei que era exagero de sua parte, mas...

"Viver em uma casa em que você é um ser invisível tem suas vantagens. Eu faço o que é preciso, cumpro com minhas obrigações porque, senão, ouço o dia inteiro na minha cabeça que não sirvo para nada. Outra vantagem é desvendar o universo da internet.

Então estudo, chego em casa, como o que tiver, deito-me e fico até a madrugada conversando com pessoas mais velhas. Lá todos me desejam. É um mundo no qual sou disputado. Sim, falo minha idade (16 anos) e minhas preferências, marco encontro — aos quais não vou — e sigo a vida como um invisível.

Tem sido assim por muito tempo. Minha mãe é uma carrasca. Moramos com meu avô, que é acamado e precisa de ajuda.

Minha vida é isso aí. Escola, não gosto porque sofro *bullying*, vivo de blusa de frio para ninguém me notar e ver se esquecem de mim. Gosto de um garoto de que não posso gostar porque minha mãe descobriu e falou que ia me expulsar de casa. Não saio, trabalho

---

[1] Lippy e Hardy - desenho animado produzido em 1962 por Hanna-Barbera.

sem ganhar um tostão, vivo num lugar onde tem muito bandido, olho um avô que não me tolera e uma mãe que só reclama de mim. Não faço nada para me divertir, só o celular em que eu sou aquilo que gostaria de ser.

Meu pai fala que vai fazer alguma coisa e não faz nada. Só fala que tudo vai melhorar e nada muda.

Tudo de ruim acontece comigo. Até a geladeira caiu em cima da minha cabeça. Caiu tudo no chão e tive que limpar. Minha mãe tinha acabado de colocar as compras dentro dela. Todos os ovos quebraram e eu machuquei a mão. Eu sou um azarado mesmo!!!

Não... Não tenho esperança. Olhe minha vida e diga. Tem como?

Sou muito tímido. Não consigo falar com as pessoas. No celular, sim, mas ao vivo, de jeito nenhum. Muitas pessoas zombam de mim. Na outra escola eu apanhei e vivi um martírio. Aqui pelo menos não tem isso. Eles zombam, mas nem se compara com o modo como era antes. Eu queria ser corajoso, mas toda vez que faço algo assim, dá errado. Então, parei de tentar. Eu me sinto atraente. Eu era gordo e emagreci. A única coisa que deu certo na vida. Sabe como? Parei de comer. Ficava horas sem comer. Aí emagreci. E fiquei doente. Fui parar no hospital. É... De certa forma não deu muito certo também. Eu sei que sou pessimista, mas tenho meus motivos. Agora minha mãe quer que eu saia da escola e comece a trabalhar porque estamos passando falta das coisas. Pois é! A vida é cruel com alguns e eu sou um exemplo disso."

No primeiro atendimento de Pablo, não consegui que ele retirasse a máscara e a blusa de frio (estava 27 °C). Já tinha desmaiado por desidratação e levado advertência por causa do capuz, que não tirava em hipótese alguma. Após ganhar sua confiança, fomos aos poucos trocando a blusa de frio por uma de manga comprida mais fina. A máscara, de vez em quando, abaixava. E como consegui? Dizer a verdade funciona e muito!!

No último atendimento, mostrei a ele um episódio do desenho do Hardy e perguntei a ele o que achou.

"Nossa, como esse cara é pessimista! Acho que era assim há um tempo. Nossa, mas não era tanto, né! Ele tinha que tomar uma atitude, ninguém aguenta isso!"

Eu desliguei o celular e dei uma risada!! Ele riu bastante, zoando o Hardy. Final feliz, pelo menos por enquanto...

REPERTORIZAÇÃO – RUBRICAS: desafortunado; covardia; falta de confiança em si; anorexia nervosa; enganador; desejo de esconder-se.

MEDICAMENTO UTILIZADO: *VERAT.*

MIASMA: SICOSE.

CONSTITUIÇÃO: FLUÓRICA.

QUEIXAS MAIS FREQUENTES DOS PESSIMISTAS: sente-se rejeitado; ideia de não pertencimento; baixa autoestima; procrastinação; rancoroso; dissimulado; mentiroso; manipulador; medo da felicidade; autodepreciação.

MAIS MEDICAMENTOS HOMEOPÁTICOS DOS PESSIMISTAS: *ANAC; BAR-C; BRY; CALC; CARC; CHIN; KISS (KISSINGEN AQUA); LYC; MED; MERC; NAT-M; PSOR; PULS; SIL; STAPH; THUY.*

CAPÍTULO 3

O FILÓSOFO

*Que nada nos defina, que nada nos sujeite. Que a liberdade
seja a nossa própria substância, já que viver é ser livre.*
(Simone de Beauvoir)

Como definir J.P? Bem, para ele é: sou o último dos românticos.

Lá estava! Uma pasta de um lado e o papel de solicitação de atendimento do setor pedagógico da instituição do outro.

A sua avaliação dizia: "não tem muito interesse nas aulas e queixa-se de muito cansaço e desânimo. Bom comportamento." Pensei: "só isso?"

Será?

Entrou na sala e chegou com a pasta entre os braços!

Logo, perguntei:

"O que é isso?"

"Isso? Uma parte do meu ser."

"Posso ver?"

"Talvez... Você entende um pouco de filosofia?"

"Talvez sim, talvez não. Depende do ponto de vista e do que realmente importa."

Ele riu e entregou a sua pasta. Até o momento havia escrito 90 poemas, dos mais variados assuntos. Escrever para muitos adolescentes é uma forma de relatar suas dores, dúvidas e sentimentos mais profundos.

Este chamou minha atenção:

relações passageiras
rápidas como um raio
um instante
um clarão
um momento
já é tempo o suficiente
para descartar alguém
tratar como se não fosse nada
um lixo...
eu não entendo
não entendo as pessoas
e suas atitudes
eu quero algo que dure
dure mais do que só um raio
mais do que só um momento
mais ainda...
com a mesma eletricidade
mesma força
mesma intensidade...
não quero só um raio
quero ser toda uma tempestade!!!

"Esse é o meu lado mais emocional, são os ímpares (números dos poemas). E tem o lado racional, números pares".

Percebi, então, como poderia iniciar uma conversa. E foi assim que começamos a falar sobre tudo e todos. De Nietzsche a Audioslave!!! Sua mente viajava e eu embarquei nesse universo para melhor compreendê-lo.

"Então J.P, conte-me mais!"

J.P não gostava de seu nome. Lembrava de seu pai. Homônimo. Dizia que nunca na vida queria ser como ele. Era mentiroso, perverso. Não era um bom exemplo.

Já sua mãe era nervosa. Mas justifica-se, já que sua avó bateu bastante nela, fato que a levou a bater nele.

"Minha infância foi difícil, já que tenho um pai biológico, um de consideração e, agora, um padrasto. Tenho uma avó de consideração também, pela qual prezo e tenho muito carinho.

Meu visual sempre foi assim, eclético (percebi pelo vocabulário como é inteligente, perspicaz e loquaz). Tudo que ganho, uso.

(Unhas grandes, bigode, brincos cada um de um tipo, colar, caneta, anéis, pulseiras e cabelo grande e despenteado. O cabelo era enorme, mas teve que cortar para estudar na atual escola.)

Eu não espero nada da vida. O que vier é lucro. Se não vier nada, não decepciono. Assim é minha vida, vivo o momento. Todas as vezes que fiquei feliz, aconteceu o pior. Quando encontrei o amor... Aí veio meu infortúnio!!!"

Ele conheceu uma garota e aconteceu aquela química. Você, caro leitor, sabe o que estou dizendo. Aquilo que acontece quando nos apaixonamos... Frio na barriga, rir sem razão, cantar, tudo está ótimo!!! Lembra-se disso???

Então, em uma festa, eles começaram a beber e se empolgaram. No entanto, chegou em casa muito mal. Sua mãe perdeu a paciência e bateu nele. Além disso, foi atrás dos amigos, colocou fogo no skate e o proibiu de sair.

Para completar, sua mãe descobriu "um fato que não contei completamente, somente uma parte da história e fui taxado de mentiroso".

"Diante disso tudo, o que você acha que posso esperar? Nada! O amor de uma vida foi embora, fiz literalmente m.... Enfim, perdi meus amigos, não consigo postar mais nada nas redes, não interajo com mais ninguém... Sou um ser sem identidade... Sem vida!! O que me resta? Envelhecer! Perdi minha juventude, estou cansado, sem ânimo e não durmo! Acordo e vejo que tudo se repete. A mesma coisa! Acordo, estou no mesmo lugar, com as mesmas pessoas, e eu do mesmo jeito. Assim... Esperando mais um dia passar. No fim de semana? Vegeto, ou seja, simplesmente sobrevivo. Veja bem... Não vivo, sobrevivo!

Eu sou o que as pessoas querem que eu seja. Eu falo sobre assuntos que elas querem ouvir. Mostro o que elas querem ver. Na verdade, faço isso para ser divertido. Mas esse sou eu? Sou essa pessoa que não faz planos, não se entusiasma. Não quero mais decepcionar ninguém. Parece que só faço mal a elas."

J.P é um dos meninos mais queridos da escola. Várias garotas gostariam de namorá-lo, mas seu coração quer uma única garota, cuja história contarei em outro momento.

Um romance impossível??

"Então, procuro conforto em outros braços! Mas não dá em nada, afinal, quem eu quero não quer nada comigo.

Tudo bem! Vida que segue!"

Em um episódio recente, defendeu com afinco um possível abuso de um menino contra a menina de seus sonhos. Só quem levou a fama foi seu amigo. E ficou muito transtornado com tudo isso. "Sei que o ser humano quer ser reconhecido, sei que isso é ego, mas é f... Fazer tudo acontecer e um só levar a fama. Cara, isso é f...!!!"

Sua natureza não é nada hostil, mas quando é empurrado (mais de três vezes de jeito nenhum) tem o que se chama de surto de ódio. Bate a mão na parede ou em qualquer móvel que estiver diante dele. No último episódio, a mão ficou toda roxa. Não quis tratá-la. "Vou lembrar toda hora que doer".

Todas as vezes em que conversamos, digo a ele "Deus te abençoe." Ele não responde. Diz que é ateu.

No fim do atendimento, sempre digo: "J.P, venha aqui, cadê meu abraço?" Mas não corresponde.

Em uma ocasião, perguntei a ele porque não gostava de ser abraçado. "Porque não sei se realmente as pessoas querem ser abraçadas. Tenho receio, então melhor não."

No meio desse turbilhão de sentimentos, emoções e dizeres, J.P é um ser iluminado. Contudo, essa luz está lá, precisando de um sopro para mostrar ao mundo toda a sua potencialidade. Uma luz para iluminar não só aos que circunda (o que já faz, mas não percebe), mas para reaquecer o seu coração cansado de chorar! Uma voz para abalar sua própria estrutura e ecoar com a força de um filósofo nos alicerces dos seres mais humanos que encontrar!

Como ele mesmo diz: "palavras de Sartre, Cyntia. Somos condenados a sermos livres!"

PS: está se sentindo mais forte, menos desânimo; ainda um pouco cansado; retribui o abraço e está conversando com uma garota. "Vamos ver o que acontece!" Passou de ano e está lendo *Cinco pessoas que você encontra no céu*. Continua escrevendo e começa a ver esperança na vida! "É, vamos viver o presente!"

REPERTORIZAÇÃO – RUBRICAS: falta de confiança em si; transtorno decepção de amor; medo de ser tocado; desânimo; impulsivo; bater, golpear, socar; hipocrisia.

MEDICAMENTO UTILIZADO: *NUX-V.*

MIASMA: TUBERCULINISMO.

CONSTITUIÇÃO: FOSFÓRICA.

QUEIXAS MAIS FREQUENTES DOS FILÓSOFOS: depressão; amargura; explosivo; angústia; tristeza; dualidade; introspecção; solidão; carência afetiva; visionário; impaciente.

MAIS MEDICAMENTOS HOMEOPÁTICOS DOS FILÓSOFOS: *ALUM; ANAC; CALC; CAUST; COFF; CROT-H; FL-AC; HEP; HYDROG; LACH; LYC; MERC; NAT-C; NIT-AC; SIL; SULPH.*

CAPÍTULO 4

O PITBULL

Imagine uma pessoa introvertida, compenetrada e bem tranquila. Hoje esse é o Leandro. Mas....

Agora imagine um pitbull!!!!!!

Essa raça é muito temida pelas pessoas por ser agressiva e muito violenta. Será mesmo? Você conhece, tenho certeza.

Ninguém fala que esse era o Leandro há 14 anos atrás. Era o apelido dele. Essa é um pouco de sua história.

Imagine um garoto com uma convivência maravilhosa com sua família indo para um internato.

A primeira pergunta que lhe vem é: mas para quê?

Foi o que sua mãe pensou quando ele decidiu ir para lá.

Ela relutou bravamente até que, visitando a instituição, resolveu dar uma chance... A ela.

Leandro veio de uma família simples, repleta de amor e afeto. Mas ele não era de muitos amigos.

Era um brigão. Caso não fizessem o que desejasse ou o criticassem por algum motivo... Lá vinha ele... Porrada na certa!!! (perdão pela palavra).

Além de brigão, era nervoso e estourado. Estopim curto. Foi aprendendo com a vida que nem sempre conseguimos o que desejamos no grito e na pancadaria. Como?

Lidar com as pessoas não era tão simples, e a convivência com elas tornou-se sua aliada. Um aprendizado às vezes triste e doloroso de presenciar a perda de amigos e percalços de outros.

Até que, aos 16 anos, tornou-se educador, ou seja, passou a tomar conta de outros meninos cujas vidas se resumiam a dores, violência, necessidades e restrições das mais variadas.

Começou a perceber que o mundo não girava ao seu redor. Então, a vida lhe propôs um desafio: entender as dores dos outros para perceber que sua vida era muito feliz.

Até então, não havia percebido isso.

Tornou-se instrutor e viu que poderia fazer a diferença na vida de outros meninos.

A violência e a introversão foram dando lugar à verdadeira característica de Leandro: a alegria.

Ele entendeu que, com amor e paciência, construímos formas de atingir o intangível, por maior que sejam as dificuldades que passemos na vida.

Em qualquer tratamento homeopático, os sintomas-chave nos levam aos medicamentos para harmonizar os indivíduos.

Hahnemann (criador da Homeopatia) era bem categórico quanto a isso, mas também dizia que uma vida em equilíbrio é chave para a saúde.

Alimente-se bem; não tenha paixões exacerbadas; sono em dia; contato com a natureza; ame o seu trabalho; fé no Criador!

Nesta longa jornada até os dias atuais, foi o que Leandro aplicou com todo o aprendizado de 16 anos colaborando com a formação profissional e humana de vários alunos, além de construir sua própria história, fazendo parte da deles também.

"Hoje, o pitbull está domado." Foi essa frase que disse em nossa última conversa. A primeira imagem ao vê-lo atualmente é um sorriso largo e sincero. "Descobri, afinal, que o dinheiro é importante, mas sentir-se bem, amar o que se faz e retribuir aos meninos aquilo que fizeram por mim é muito gratificante. Sou grato a Deus e a vida pela oportunidade de trabalhar com quem e com o que amo. Poucas pessoas têm esse privilégio. Algumas descobrem tardiamente. Outras não puderam fazê-lo. Não posso me queixar! Dificuldades sempre existirão, mas quando vejo os meninos felizes... Esqueço delas na hora!"

OBS.: "*O **cachorro Pitbull**, ou verdadeiramente conhecido como American Pit Bull Terrier (APBT), é um pet extremamente carinhoso, leal* *e inteligente. No entanto, por muito tempo teve sua imagem atrelada a um comportamento rude e agressivo. Ao contrário do que muitos pensam, esse cãozinho é muito dócil, principalmente quando falamos das crianças. Tanta afeição pelos pequenos o fez ficar conhecido como cachorro-babá, desmistificando o passado da raça, que foi criada para ser usada como cães de guarda e luta. Existem diversas teorias sobre a verdadeira história do Pitbull, levando em consideração os cruzamentos que o originaram e sua verdadeira função"[2].*

REPERTORIZAÇÃO – RUBRICAS: briguento; intolerante à contradição; caprichoso; vaidoso; emburrado; ar livre, melhora.

MEDICAMENTO UTILIZADO: *LYC.*

MIASMA: LUÉTICO.

CONSTITUIÇÃO: CARBÔNICA.

QUEIXAS MAIS FREQUENTES DOS PITBULLS: impaciência; intolerante; arrogante; impulsivo; explosivo; incompreendido; ansiedade.

MAIS MEDICAMENTOS HOMEOPÁTICOS DOS PITBULLS: *ARS; BELL; CANTH; CAPS; CARC; CHAM; KALI-C; LACH; MERC; NUX-V; OP; PHOS; PLAT; PULS; STAPH; SULPH.*

---

[2] GUIA de raças pitbull. **Petz**, 2018. Disponível em: https://www.petz.com.br/cachorro/racas/pitbull/

CAPÍTULO 5

OS MEUS CACHOS

https://www.youtube.com/watch?v=ClfAH79h4nc

O link acima é sobre um vídeo maravilhoso!!! Amor de cabelo!!

É a história de uma garotinha tentando arrumar seu cabelo em um dia especial! Vale a pena assisti-lo! É bem curtinho!

A garotinha do vídeo é bem parecida com Katty, uma adolescente linda, cheio de vida, risonha, inteligente, esperançosa e com uma marca registrada: seus cabelos!

Ela tem cabelos longos, cacheados e muito bem cuidados. Olhando para aquela jovem ninguém acreditaria o que ela já vivenciou. Esta é sua história:

Katty nasceu na Bahia em uma cidade interiorana. Seus pais nasceram e foram criados por lá. Casaram-se cedo e, quando nasceu sua irmã mais nova, seu pai foi embora. Disse que sua mãe o tinha traído. Veio então o namorado da mãe e começaram os problemas.

Sua mãe as deixava sozinhas com ele e, diante disso, foram abusadas ainda bem pequenas. Foram tiradas da mãe, e o pai ficou com a guarda das duas meninas.

Vieram morar em Minas, capital. O pai é rude, severo, mas preocupado com o bem-estar das duas. Moram em um local simples, estudam e fazem parte de um projeto social inserido na comunidade em que vivem.

Katty é uma garota muito especial. Não só por causa de seus cachos, cachos esses que levarão ao sucesso! (Palavras dela.)

Desde muito cedo, mostrou-se inteligente, curiosa e planeja seu futuro. Pensa em como construir uma vida digna e feliz.

Não quer viver sem alcançar seus objetivos. Não quer voltar para a Bahia e não quer mais sofrer.

Então, empenhou-se em elaborar seu projeto de vida e caminhar rumo ao sucesso.

O projeto de vida é uma forma de incentivá-los a planejar o que desejam na vida, seus potenciais, suas dificuldades e como superá-las.

Fui ler seu projeto de vida! Como dizem os adolescentes, "fiquei chocada!"

Primeiro: formar-se. Segundo: empregar-se. Não quer um emprego simples, mas um no qual possa usar suas habilidades (comunicação, responsabilidade, proatividade, dedicação e determinação, nas palavras dela). Terceiro: cursar uma faculdade de administração. Quarto: ter sua própria casa. Quinto: conhecer um cristão que a ame e deseje os mesmos ideais. Sexto: aos 30 anos, abrir seu próprio negócio (setor de serviços — empresa especializada em cabelos cacheados.) Sétimo: constituir uma família.

Até aqui você pode estar pensando que é um sonho de uma adolescente, afinal, a criatividade é uma característica dessa fase de vida. Sim! Contudo, o que mais chamou atenção é a vivacidade e o desejo profundo de sair daquela situação em que vive. Sabe aqueles momentos de sua vida em que você deseja tanto, mas tanto, que você reúne todas as forças que têm para tornar realidade aquilo que almeja, que vem do âmago de seu coração?! Era assim a fala de Katty!

E toda essa força é responsável por guiá-la! Kant já dizia: *"toda reforma interior e toda mudança para melhor dependem exclusivamente da aplicação do nosso próprio esforço."*

"Já estou a todo vapor!".

No projeto social de que participa, já fez alguns cursos administrativos e, atualmente, é coordenadora de turma. Já está planejando o seu primeiro emprego, visto que a diretora conhece empresas em potencial para isso. Fez cursos de aprimoramento pessoal e informática e tem apenas 15 anos.

Tem uma autoestima elevada, conhece suas virtudes e qualidades, valoriza suas amizades e não as perpetua se forem negativas.

É uma aluna exemplar!

Ninguém duvida que ela pode ir aonde desejar e queira estar.

Apesar de tudo isso, Katty enfrenta seu maior obstáculo para o sucesso: seu núcleo familiar.

Seu maior receio é ficar estagnada como sua irmã e seu pai. "Não quero que minha vida seja assim. Sempre a mesma coisa, sem maiores ambições. Deus não quer tristeza, não quer briga, não quer violência e não quer estagnação na vida das pessoas. Ele quer nossa felicidade! Vejo isso tudo e não consigo me ver sendo assim. Isso me faz chorar, sinto raiva e me calo."

É romântica, sensível, altruísta e quer atenção. Deseja sentir-se amada, querida e valorizada.

Ama conversar, falar e dizer aquilo que passa em seu coração, coração esse por vezes machucado pelos meninos, que não respeitam e prezam seus sentimentos por ela.

O que torna Katty tão especial? Você deve conhecer vários jovens, e creio que grande parte deles não tem sequer um planejamento do que deseja. E mais singular que isso é uma garota que mora em uma comunidade. Acredito que veja isso em jornal ou mesmo na televisão sobre jovens que conseguiram bolsas de estudo, um aqui, outro acolá. Agora, testemunhar ao vivo e em cores não é fácil hoje em dia.

No último atendimento, rimos bastante, e vi que sua alegria era seu guia! Fiquei pensando: "como uma jovem com uma história triste, com uma realidade precária e dura pode sorrir tanto?". Ela sorria contando que o creme capilar que usa subiu de R$ 8,00 para R$ 12,00. Dizia como teria que economizar para comprá-lo e para não afetar o orçamento familiar! Falava como iria ajudar a vizinha e guardar dinheiro para as férias e para o creme. "Sobrando um dinheiro, vou comprar algo bonito para mim." Mas dizia que isso não seria problema, porque ela já nasceu linda!!! E sorria, sorria, sorria!

Em um mundo em que muitos jovens exigem celulares de última geração, roupas de marca, tênis e tudo aquilo que, por vezes, seus pais se sacrificam para presenteá-los e, ainda assim, não dão valor a eles, via aquela jovem pensando em economizar para comprar o próprio creme de R$ 12,00!!! E sorrindo!!!

Meus Deus, que lição!!

Vendo Katty sorrindo e falando de suas peripécias, lembrei das palavras de Gandhi. *"A força não provém da capacidade física. Provém de uma vontade indomável".*

Então, Katty, vá!!! O céu é o limite!!! Vou levar meus cachos para você cuidar!!

REPERTORIZAÇÃO — RUBRICAS: sentimental; transtorno por abuso sexual; obstinado; benevolência; responsabilidade; cheio de desejos; ambição.

MEDICAMENTO UTILIZADO: *PULS.*

MIASMA: TUBERCULINISMO.

CONSTITUIÇÃO: CARBÔNICA.

QUEIXAS MAIS FREQUENTES DOS CACHOS: não ser desejada e amada; angústia; não ter companhia; medo; tristeza; depressão.

MAIS MEDICAMENTOS HOMEOPÁTICOS DOS CACHOS: *IGN; STAPH; PHOSP; AUR-M; PLAT; LACH; LYC.*

CAPÍTULO 6

O ANJO DA GUARDA

"O bem que praticares, em algum lugar, é teu advogado em toda parte"
(Chico Xavier – Emmanuel)

Dizem que todos nós temos um anjo da guarda. Ele está presente em todos os momentos bons e ruins de nossas vidas. Alguns acreditam que não temos, que é só nossa intuição nos guiando.

Acreditando ou não, sempre há alguém na vida que passa como o vento ou aparece quando mais precisamos.

Muitas histórias de vida confundem-se com personagens que assistimos em filmes, novelas ou séries de tv. A história do Carlos parece assim, como se saísse da tela para a vida real.

Morar em uma casa com poucos cômodos e muitas pessoas para dividi-los não é tarefa fácil. Parece coisa de jornal ou tv. É comum presenciarmos isso no Brasil e outros cantos do mundo.

Carlos mora em um lugar assim. Trabalha com adolescentes em vulnerabilidade social há muito tempo. E assim como ele, esses jovens sentem na pele as necessidades e sabem como é não poder supri-las.

Morou, estudou, formou-se e faz o que sempre gostou. Além de orientar educadores, é também um guia para muitos outros.

Guia é o que melhor define Carlos. Consegue em poucos minutos observar e compreender o que um jovem precisa pelas suas atitudes e comportamento.

Chegar nesse ponto não foi nada fácil, foi desafiador. Determinação, resiliência, dedicação e muita fé. Mas o grande desafio não foram os jovens, não foram as dificuldades, mas uma doença.

Em plena pandemia, Carlos sentiu-se muito mal. Foi avaliado e disseram que poderia ser Covid-19, mas o teste deu negativo. Seu quadro foi piorando, e fui chamada para ajudá-lo com Homeopatia. Até então, não havia um diagnóstico. Ele estava vermelho, com dor de cabeça, febre e muito mal-estar. Naquele momento pelos medicamentos que tinha disponível, os administrei.

Durante a madrugada, ele vomitou, e a febre estava mais forte. Foi para o hospital, e lá chegando, fizeram uma bateria de exames. Era meningite.

Só que anjos da terra são protegidos pela missão que lhes são destinadas.

Os médicos ficaram surpreendidos com o que viram. A bactéria ficou encapsulada no cérebro. O exame de cultura não foi conclusivo. As bactérias não conseguiam se reproduzir o suficiente, para determinar qual antibiótico que poderia ser administrado (sensibilidade).

O local (cérebro) em que a bactéria estava encapsulada era delicado e poderia comprometer a vida de Carlos.

O corpo humano tem sua própria inteligência, e o universo conspira a favor daqueles que creem. Todos que tiveram contato com Carlos não tiveram nenhum sintoma de meningite. Bactéria, vírus ou fungo. Também não foi possível concluir devidamente o tipo de micro-organismo responsável pela doença.

Carlos retornou ao trabalho, com a calma e a serenidade de sempre, com aquele sorriso de que a vida segue seu curso da forma que Deus espera que seja.

Anjos da guarda são assim. Salvam o mundo. Seu papel é essencial para que nós, simples mortais, prossigamos na certeza de que o mundo ainda tem esperança. Existem pessoas generosas. Pessoas que estendem as mãos na hora que o irmão sucumbe. Pessoas que não pestanejam para pedir a alguém, a um outro desconhecido, roupas, tênis, alimentos, óculos, orações, um abraço repleto de carinho e amor, um "obrigado", um "até mais", um "por favor!".

Anjos amam a alegria! A música! A fanfarra! Celebrar a vida! Agradecer! Reverberar ao universo aquilo que recebemos repletos de bênçãos!

Anjos socorrem, não vangloriam, passam invisíveis pelos locais nos quais ajudam, vão até onde nossos corações têm medo de ir!

REPERTORIZAÇÃO — RUBRICAS: cabeça, inflamação; febre, vermelhidão; vômito, febre; cabeça, dor, adormecimento.

MEDICAMENTO UTILIZADO: *PYR, BELL, NUX-V.*

MIASMA: SICOSE.

CONSTITUIÇÃO: CARBÔNICA.

QUEIXAS MAIS FREQUENTES DOS ANJOS DA GUARDA: febre alta; mal-estar; vômitos; dor de cabeça forte; dificuldade para encostar o queixo no peito; manchas vermelhas espalhadas pelo corpo.

MAIS MEDICAMENTOS HOMEOPÁTICOS DOS ANJOS DA GUARDA: *BRY; STRAM; NAT-M; LACH; LYC; ACON; APIS; ARS; ANT-T; VERAT.*

CAPÍTULO 7

A MÁSCARA

No filme *V de vingança*, o protagonista da trama usa uma máscara.

Trata-se de um filme gravado em 2005, e caso não tenha assistido, deixo aqui minha sugestão. Apesar de já terem se passado 18 anos, ele narra questões políticas, sociais e econômicas vividas durante a pandemia da Covid-19, abordando aspectos importantes do mundo contemporâneo.

A pandemia da Covid-19 transformou nossas relações interpessoais, profundamente. E os adolescentes não ficaram ilesos a isso. O isolamento, as máscaras, os *estudos on-line* e não ir à escola, tudo isso teve grande impacto para todos nós, pais, alunos, sejam eles crianças, jovens e até adultos.

Mary é um exemplo de como a pandemia influenciou e transformou seu comportamento.

Antes da Covid-19, ela era uma adolescente com vida normal, no auge dos seus 15 anos. Amigos, escola, celular e programa de domingo com a família. Então, veio a pandemia, isolamento e a máscara.

A primeira vez que conversamos, falamos sobre a infância marcada pelo abuso sexual sofrido, e sobre como a máscara foi uma aliada em sua vida. Trazia conforto e segurança, ela dizia. Mas será que era só por causa do Covid-19?

Estávamos no início da retomada de nossas vidas "normais." O início do fim da pandemia. As máscaras ainda eram obrigatórias e Mary torcia para que esse dia nunca chegasse. O fim do uso das máscaras.

No tratamento homeopático é importante identificarmos a constituição (características físicas) de quem tratamos. E solicitei que abaixasse a máscara por alguns segundos. Ela negou. Eu insisti. Não cedeu.

Disse que tinha muito medo da Covid-19. Continuei a conversar e dei uma trégua.

No segundo atendimento, minha abordagem foi outra. Perguntei se ela se sentia bonita, se gostava de algum menino, se olhava muito no espelho e de qual parte do corpo gostava mais. As respostas me fizeram chegar à conclusão de que existia algo por trás daquela máscara, algo com o qual ela não conseguia conviver.

Terceiro encontro: as máscaras já não eram obrigatórias, mas Mary continuava as usando. Já tinha conseguido sua atenção e confiança por tudo que descrevera durante nossas conversas. E, carinhosamente, pedi a ela que abaixasse por alguns segundos a máscara. E assim o fez...

Vi um rosto com espinhas inflamadas, dentes que precisavam de tratamento e um olhar doce, medroso, esperando o meu parecer.

"Mary, como você se alimenta? O que come diariamente? De quais alimentos gosta? Quais alimentos não tolera? Água, quanto bebe diariamente?" Seu rosto era um ponto de interrogação. E respondeu às questões.

Diante das respostas, percebi que, além da pele, seu intestino sofria, assim como a sua autoestima. Cabisbaixa, disse: "você não vai falar com ninguém. Olha só o meu rosto!" Retirou a máscara novamente e recolocou. "Mary, quanto mais você usar máscara e abafar, pior ficará. Tente tirá-la. Se não conseguir, pelo menos em casa, fique sem. Consegue?" "Quando não tem visita, sim. Quando tem, coloco a máscara e vou para o quarto".

Só que Mary tinha um *fã* e ela nem desconfiava!!

Acrescentei: "você sabia que tem um garoto muito especial que está de olho em você?" "Cyntia, se for quem estou pensando, também gosto dele, mas na hora que eu tirar a máscara ele irá me odiar".

Os olhos estavam marejados de lágrimas.

Fim do atendimento.

Na próxima semana, chamei-a novamente. Cuidamos da pele, melhorou a alimentação, cicatrizou bem. Conversamos sobre os garotos e falei sobre como J.P gostava de sua companhia. Disse que também gostava, mas ela seria a maior decepção da vida dele. O que ela teria a oferecer?

"Cyntia, vários meninos se interessaram por mim porque eu estava de máscara. É tão bom!! Eu não tenho vergonha de nada quando estou com ela. Mas se tiro, viro motivo de piada. Ninguém quer ver isso. Olhe o J.P! Um monte de meninas quer o J.P! Só meninas bonitas. Vai ser um desgosto para ele quando me ver... Assim..."

Disse a ela que um dia as máscaras caem. Argumentei que conversasse com J.P.

Mary segue com a máscara e se afastou de J.P, dizendo gostar de outro garoto.

"Mais uma vez meu coração partiu!" — palavras de J.P!

Quantos jovens estão usando máscaras? Quantos jovens acobertam seus rostos com medo de serem julgados? Agora, imagine quantos adultos?

Mary despertou em mim um olhar crítico de como a sociedade pode massacrar os seus por causa da aparência, do diferente. Em um mundo em que podemos ser o quisermos, ainda que causemos choques. Nesse sentido, a pandemia veio também para desencorajar os mais sensíveis.

Que as máscaras sejam eternas... Enquanto durem...

REPERTORIZAÇÃO — RUBRICAS: falta de confiança em si mesmo; enganador; covardia; transtorno abuso sexual; transtorno mortificação; sensível críticas.

MEDICAMENTO UTILIZADO: *NAT-M (PYROG; ARS.)*

MIASMA: SICOSE.

CONSTITUIÇÃO: FLUÓRICA.

QUEIXAS MAIS FREQUENTES DOS MASCARADOS: *bullying*; introversão; abandono; medo; depressão; automutilação.

MAIS MEDICAMENTOS HOMEOPÁTICOS DOS MASCARADOS: *OP; PULS; NUX-V; STAPH; LYC; IGN; CARC; SIL.*

CAPÍTULO 8

O VINGADOR

Que ou aquele que (se) vinga ou busca a vingança.
Oxford Languages,

Não sei se é da sua época. Lembra-se da Caverna do Dragão? Um desenho em que alguns jovens vão para um parque de diversões e viajam a um mundo paralelo. Lá, encontram o Vingador e o Mestre dos Magos. Cada jovem tem um poder e uma arma para se defender, entregues pelo Mestre. E o Vingador quer a todo custo essas armas. O desenho é uma batalha para voltar à dimensão original, e o Vingador é aquele que faz de tudo para isso não acontecer.

"Vingar" é uma palavra bem expressiva e forte. Quantas pessoas no mundo de hoje não levam desaforo para casa? Considere as listas de crimes no trânsito, às vezes, por causa de discussões tolas e fúteis.

Essa é a história de um jovem que mudou toda a minha concepção de ver o ser humano.

Seu nome era Lucky. Um rapaz no auge dos seus 15 anos. Tinha um tique no olho superior esquerdo que não cessava. Foi ao atendimento homeopático para tratá-lo.

Sua vida não era diferente da de outros jovens da periferia. Vivia com a madrinha e o padrinho, já que seus pais haviam falecido há algum tempo. Entendia que o tique tinha relação com essa perda, mas era enfático quando o assunto era a morte dos pais, visto que, para ele, era muito desconfortável conversar sobre isso.

Insistia, às vezes, mas não era receptivo para isso. Então, usei a técnica do desenho para tentar perceber algo.

Infelizmente, não tive tempo hábil para isso. Uma grande tragédia ocorreu.

Lucky visitava a avó materna aos finais de semana. E como de costume, lia nas horas vagas (era inteligente, forte, alto, tinha cabelos encaracolados e olhos parecidos com jabuticaba. Era destaque na escola). Nesse dia, ele acendeu a luz e lia deitado no quarto. Então, sua avó apareceu apagando a luz e dizendo: "não tem necessidade de luz, além do mais, está cara." Ele não disse nada, levantou-se e acendeu a luz novamente. Sua avó retornou: "qual parte você não entendeu?" Apagou pela segunda vez. E ele repetiu o mesmo ato novamente. "É a última vez que você acende essa luz ou dou uma surra em você".

Sua avó morava em um bairro modesto em uma cidade que pertence à região metropolitana de Belo Horizonte. Era conhecida pelos vizinhos e não era muito empática.

Lucky não levou em consideração tudo isso. Levantou-se, acendeu a luz e foi para a cozinha. Sua avó já estava esperando a sua desobediência. Mas Lucky estava há muito tempo planejando o que ia fazer. Abriu a gaveta e tirou de lá uma faca.

Foram 14 facadas, e Lucky matou a sua avó.

Quando seu padrinho e madrinha foram buscá-lo, ele disse aos dois o que havia feito. Após matá-la, limpou a faca, as mãos e o chão.

Antes de julgá-lo, preciso relatar algo.

Aos sete anos, Lucky assistiu ao assassinato de seus pais. Eram usuários e deviam ao traficante do seu bairro. E na noite em que foram mortos, alguém delatou onde ambos estariam.

E Lucky passou muito tempo tentando descobrir a pessoa responsável por isso. E descobriu!

Na escola com os amigos, dizia que no dia em que mataria a pessoa que delatou seus pais, seria lembrado, e ninguém esqueceria dele. "Marquem no calendário esse dia!"

A Homeopatia nos conduz a várias experiências e universos desconhecidos. Pessoalmente, eu nunca, em toda a minha existência, achei que iria a um Centro de Detenção Juvenil. E, caro leitor, não é um lugar que gostaríamos de ver e estar. Fui chamada para dar meu parecer em relação ao Lucky.

Logo na entrada, fui revistada. Nada de Coca-Cola, laranja, sorvetes e doces. Cada cela tinha um número de jovens, camas e uma tv em meio a grades. Os agentes pareciam gigantes. Sentia minha fragilidade e pequenez diante deles.

Assim como nas penitenciárias, os jovens também são marcados pelos crimes que praticaram. Matar os pais e avós era um desses.

Havia um pátio repleto de jovens de todas as faixas etárias, jogando bola com os agentes. "Meu Deus, são apenas crianças. Como pode?" Foi meu pensamento. Essa cena não saiu mais da minha mente.

A psicóloga do centro de detenção queria reunir dados e provas sobre ele. Então, fomos convidados a colaborar com a investigação do porquê isso ocorreu. Entre os materiais, lá estavam minhas anotações e o desenho do nosso último atendimento.

Nada disso era suficiente para mim. Eu queria vê-lo. Como aquele lindo rapaz poderia ter cometido um crime?

Lá estava Lucky. Mas onde estava o tique? Não existia mais! Percebi, então, o que ele representava. A professora que nos levou ao centro não se conteve, assim como eu. Chorávamos por vê-lo entre as grades. Passei a mão em seu rosto, assim como ela. "Nossa, que surpresa. Vocês vieram me visitar!! Já tenho amigos por aqui. Está tudo bem! Tudo passou."

Percebi uma cicatriz na testa e imaginei a luta corporal entre ele e sua avó.

Seis meses depois, Lucky estava livre. Completara 16 anos, e nenhuma escola o aceitou. Ele, então, descobriu outro modo de viver.

Matar! Matou várias pessoas e recebia por isso. Não poderia ser preso e aprendeu muito bem a não deixar rastros.

Ficamos muito tempo sem notícias de Lucky. Até que um dia uma reportagem chamou atenção de todos nós.

Um jovem foi executado na trilha do trem na mesma cidade com vários tiros.

Lucky foi jurado de morte na região em que sua avó foi assassinada, especificamente por um certo homem. Caso ele retornasse, seria executado. Ele tinha completado 18 anos. Morreu ali no local!

Nunca em toda a minha vida achei que presenciaria uma história assim por meio da Homeopatia...

Já atendi casos como surtos, síndromes, síncopes, espasmos, mal dos mais variados, mas ver um jovem terminar seus dias assim tocou-me profundamente.

Percebi que a vulnerabilidade das crianças pode transformar jovens e moldar adultos. Por um instante, entendi por que Hahnemann ia aos "hospícios" (chamados assim naqueles tempos) para observar os doentes. Compreendi que a imagem pode dizer muito mais que várias páginas de um questionário. Aprendi que as dores da alma são muito piores que muitas doenças físicas!

Gratidão ao Lucky pelo aprendizado. E perdão por não compreender em tempo sua dor! Descanse em paz!

REPERTORIZAÇÃO — RUBRICAS: rancoroso; desejo de matar; tiques; violento; indiferente; transtorno morte dos pais.

MEDICAMENTO UTILIZADO: *ARS.*

MIASMA: LUETISMO.

CONSTITUIÇÃO: CARBÔNICA.

QUEIXAS MAIS FREQUENTES DOS VINGADORES: insônia; apatia; indiferença; palavrões; não tolera reprimendas; olhar frio.

MAIS MEDICAMENTOS HOMEOPÁTICOS DOS VINGADORES: *LYC; NUX-V; NIT-AC; PLAT; STRAM; CALC; AGAR; HEP; HYOS; IGN.*

CAPÍTULO 9

O PARASITA

Você se lembra de, quando pequeno, alguém mandar a sua mãe dar a você creolina com leite e, depois, oferecer uma banana para tirar o gosto ruim da boca porque você estava com verme???? Ou mesmo passar um pó branco fedorento na cabeça para matar os piolhos?

Convivíamos muito mais com os vermes do que na atualidade. Um adendo: brincávamos na terra e no barro, com pés descalços e em contato com a natureza. Fortalecíamos nosso sistema imunológico na marra! Era uma infância rica e feliz!!!

Será que ainda existem os vermes? Sim, e a mortalidade ainda é alta, principalmente em países sub e em desenvolvimento. E esse garoto me ensinou muito sobre eles.

Johnny era um aluno muito estranho — palavras dos professores. Não conseguia prestar atenção, dormia o tempo todo, não tinha ânimo para nada. Às vezes, era muito irritado e agitado.

Foi para o atendimento homeopático sob suspeita de *déficit* de atenção, de acordo com alguns, enquanto para outros, poderia ter problemas comportamentais.

Obrigada, mestre Hahnemann, por nos ensinar a enxergar o doente e não a doença. Esse caso é um exemplo disso!!

Muitos alunos perguntam por que, na minha anamnese, sempre pergunto o endereço ou pelo menos o local em que os pacientes moram.

Eu aprendi cedo com os meninos o motivo dessa inclusão.

Com base nos bairros, podemos pontuar várias noxas (causas) adoecedoras. E com o Johnny foi assim.

Sua residência estava localizada em uma região inóspita. Com fossa, sem água potável. Rua sem canalização, sem coleta de lixo e próximo a um lixão da região.

Eram quatro irmãos, todos apresentando os mesmos sintomas.

Eram visíveis as manchas no rosto, o desejo por doces e por mastigar objetos que apareciam à sua frente.

Mas antes de prosseguir....

Aos 14 anos, minha mãe literalmente mandou a mim e o meu irmão para uma fazenda de subsistência. Era a fazenda dos meus tios e seus oito filhos. Era num vale em que o Rio Gualaxo corria e formava uma praia, uma Praia Branca — nome da fazenda. Chegando lá, depois de andar a pé por aproximadamente 8 km, a vista fazia eu esquecer da minha mão cheia de calos, minhas reclamações e cansaço após vê-la. Uma imagem esplendorosa. Minha segunda mãe, a Gê, morava ao lado da fazenda e nos guiou até lá.

Fui do desespero ao amor depois daquela vista. Foram dias de muito aprendizado. Entendi o valor da terra, da água, do trabalho (como diziam por lá, da lida), do alimento plantado e colhido, da conversa ao pé do fogão a lenha, das histórias de fantasmas, do afeto e da alegria.

Também aprendi sobre os vermes, porque as manchas no rosto e o desânimo já eram prelúdios de algo pior.

Vendo o Johnny, lembrei da minha tia dizendo... "É verme!!!"

Deparar-se com os vermes não é tão difícil, mas identificá-los é um problema. Os doutores Nilo Cairo e Alberto Seabra são importantíssimos no auxílio da identificação e no tratamento dos parasitas.

Um parasita não quer a morte de seu hospedeiro. Ele precisa dele para viver. Sugar sua energia vital é o objetivo. Por isso, Johnny literalmente sobrevivia.

Agora, qual verme seria? Assim como o nome da doença, no tratamento homeopático, temos vários medicamentos para os mais variados tipos.

Contudo, comecei a me aprofundar sobre os parasitas, não só pelo caso de Johnny, mas por causa de um voluntário, ex-aluno. O apelido dele era sr. Bactéria, porque ele dizia que todos os meninos e meninas dali tinham muitos parasitas!! Obrigada, sr. Bactéria!!

Nilo Cairo conseguia identificar uma pessoa com vermes por meio das pupilas. Fato bem surpreendente. O tamanho de uma é diferente da outra. A época do pico da reprodução e/ou desova — em setembro, por exemplo, é da xistose —, bem como as fases da lua, são importantes, pois cada uma é propícia a determinado tipo de parasita. O abdome fica inchado; a pele fica com cor malsã e até amarelada, por vezes. Há sono e agitação, além de irritabilidade. As fezes são líquidas e fétidas.

No caso de Johnny foi exatamente assim. Em setembro, ele estava por um fio, literalmente. Johnny não conseguia responder a perguntas básicas e simples, corriqueiras do cotidiano.

Saiu do *déficit* de atenção para tratamento contra parasitas. Ficou ótimo!!

A dra. Hulda Clark, cientista vista por alguns como charlatã e, por outros, como uma pesquisadora importante, evidenciou para todos nós, profissionais da área da saúde, o quão importante é o assunto.

Alimentos contaminados com água não tratada, contato direto com as mãos sujas durante as refeições, uso de celular ao comer (imagine o quanto de microrganismos estão presentes no seu celular???), precária higienização de sanitários, alimentar-se dentro de transportes públicos, antissepsia das mãos após ida ao banheiro, moradias sem água e esgoto tratados, ruas sem canalização, andar sem calçados nessas condições, entre outros.

Hoje, na praxe dos meus atendimentos, sempre pergunto sobre os parasitas. Há pessoas que tendem a ser mais parasitadas, e outras literalmente comportam-se como parasitas.

Devemos estar atentos. Diagnósticos são importantes, mas devemos perceber a realidade na qual os pacientes estão inseridos. Assim como parasitas, temos muitos jovens adoecendo em decorrência da saúde dos pais.

Existem muitas substâncias que podem adoecer profundamente, como tabaco, álcool, drogas lícitas e ilícitas.

Sejamos mais responsáveis pela nossa saúde!! Afinal, cada criança que um dia se tornará adolescente e futuro adulto é herança dos seus progenitores! Zelemos por isso!

REPERTORIZAÇÃO — RUBRICAS: desejo doces; ausência mental; vermes; abdome inchado; face manchada; desejo por terra.

MEDICAMENTO UTILIZADO: *SULPH; SCHISTOSSOMA.*

MIASMA: PSORA.

CONSTITUIÇÃO: CARBÔNICA.

QUEIXAS MAIS FREQUENTES DOS PARASITADOS: apatia; cansaço; abatimento; coceira; diarreia; desejo por alimentos como argila, terra, cal, lápis; memória ruim.

MAIS MEDICAMENTOS HOMEOPÁTICOS DOS PARASITADOS: *BAPT; ALUM; CALC; CINA; FERR; SABAD; SPIG; SIL; TER; STANN; VERAT.*

CAPÍTULO 10

A PROFESSORA

Feliz aquele que transfere o que sabe e aprende o que ensina.
(Cora Coralina)

Não precisa procurar muito. O andar e a voz denunciam a presença de Hilda. Sua marca registrada: as pulseiras que ganha ou ganhou dos alunos no decorrer de sua jornada como professora.

Há quem diga que Hilda nunca foi aluna. E por obra do destino, eu fui sua professora de Homeopatia.

Lembro-me desse dia. Não teve como escapulir de um pedido tão sincero.

Hilda trabalha em uma instituição para adolescentes em vulnerabilidade social. Nela, existe um programa de atenção a esses jovens, no qual eles estudam e aprendem vários cursos profissionalizantes, em tempo integral.

O jovem que ali é acolhido tem formação moral, social, humana e profissional. Toda essa obra foi idealizada pelo Sr. Jairo e sua família.

É um lugar que você ama ou do qual sai correndo por tamanha demanda!

Em 2012, fui ministrar aula na turma de Hilda, que era estudante de Homeopatia. Estudávamos matéria médica e, em um dado momento, estava lá com a mão levantada, pedindo uma oportunidade para ser ouvida. Falou animadamente sobre o projeto do Lar dos Meninos e como os jovens precisavam de toda ajuda possível.

Decorrido o assunto, iniciamos uma discussão sobre a prática homeopática e sobre o quão difícil era obter um local para executá-la. Lá estava Hilda com a mão levantada novamente. "Podemos começar já!". Eu disse que seria uma excelente ideia, mas não sabia que estava incluída na ideia. "Você poderia ir até lá e nos ajudar!". Em minha mente, eu imaginei assim: chego lá, oriento os alunos e eles iniciam suas atividades. Isso na minha mente, mas não foi bem assim que aconteceu. E Hilda já tinha tudo planejado. E eu, bem... Como dizem os meninos... "Sabe de nada, inocente!!!"

Fui até a instituição para visitá-la. Chegando lá, entendi o seu desespero e agonia para ajudá-los. Eram jovens extremamente carentes, em todos os sentidos. A disciplina era bem rigorosa, e a organização, complexa.

Então, perguntei: "onde os meninos serão atendidos?" Ela respondeu: "não se preocupe. Já providenciei tudo. Pode começar!".

Argumentei: "eu vim só visitar e coordenar o trabalho, e..."

Não deu tempo. Fui para a biblioteca. Lá havia um biombo, uma mesa e uma cadeira com papel, tudo pronto para começar!

"Meu Deus! Bem, já que cheguei até aqui, vamos lá!"

Era 21 de junho de 2012.

Olhe que interessante!!

> *Dia 21 de junho — Santo do Dia — o Santo do Dia é uma resenha diária dos santos guardados na memória da igreja. Histórias de mestres da vida cristã de todos os tempos que como faróis luminosos orientam o nosso caminho. S. Luís Gonzaga, jesuíta, padroeiro da juventude católica. Nobre herdeiro de um distinto marquês, Luiz entendeu logo que o senhor o queria em outro lugar. Por isso, renunciou às riquezas e ao mundanismo, dando prioridade à oração, à penitência e ao serviço na vida comunitária dos jesuítas. Faleceu de peste em Roma, em 1591, como mártir da caridade.*[3]

Era ou não obra dos céus????

Saí de lá pensando como poderia conseguir medicamentos, quantos estagiários seriam necessários, como obter material para atendimento etc.

---

[3] Disponível em: www.vaticannews.va. Acesso em: 05 abr. 2023.

Eram mais de 300 alunos na época. Uma demanda que até então não havia experimentado. Hilda tinha conseguido seu ensejo, e eu, um lugar chamado lar!

Voltando à história da Hilda, seu apelido era Hilda Furacão. Não! Não era assim chamada por causa da homônima que ganhou até uma série na tv!

Sua pressa e urgência para resolver as questões mais inusitadas renderam-lhe esse apelido.

Além de professora de português, conseguia doações (de roupas e até alimentos, como biscoitos); é disciplinadora; não tolera injustiças; percebe pelo comportamento que os meninos estão com problemas; organiza eventos educativos (dos mais variados — inclusive é responsável pela melhor festa junina do bairro e adjacências); nas horas vagas, é dentista, podóloga, psicóloga, mãe de consideração, madrinha, "tiradora" de bicho do pé e mão para toda obra!

O tom energético de suas atitudes confunde-se com a fragilidade diante de uma menina ou menino em apuros.

Passamos por várias situações felizes, dolorosas e marcantes em nossas vidas. Um dia, porém, ficará eternamente em nossas memórias, para nós e para a Homeopatia.

Certo dia, a instituição tinha recebido duas doações bem generosas: carne de porco e leite de vaca!

No jantar, foi servida carne de porco, e no café da manhã, leite de vaca.

Então, chegando para o trabalho, às 7 da manhã, entendi o que era uma cena de guerra.

Os banheiros já não tinham mais papel higiênico. Percebia-se diarreia e vômitos pelos corredores, pelas salas de aula e nas pias dos banheiros!

Hilda correu em minha direção e falou: "está quase todo mundo assim! Olhe a situação! Dá um jeito!" (agora você compreende o Hilda Furacão...)

Eu tinha copinhos de café, uma garrafa de 1 litro de água e um vidro de 30 ml de *Nux vomica* 100CH! Disse para ela: "vamos ter que diluir, não dá pra todo mundo!" "Anda Cyntia, vai ter que dar!"

Assim foi! Diluímos e fomos dando Homeopatia para todos. Abastecia a garrafa, mais gotas e copinhos de café.

"Hilda, acabou os copinhos!" "Já arrumei mais! Pega lá."

Naquela balbúrdia toda, eu não perguntei o que eles comeram ou beberam. Simplesmente dava Homeopatia.

Passaram-se 40 minutos. Calmaria! Sei disso porque havia um relógio diante de mim, e foi quando nós duas nos sentamos e respiramos. Sem água, uns 15 copinhos, quase sem *Nux vomica* e totalmente descabeladas!

"Cyntia, hoje tivemos a prova concreta de que a Homeopatia funciona." "Hilda, não precisava de tanto pra saber, né?"

Descrever o Lar dos Meninos e não mencionar a Hilda é como assistir a um filme sem pipoca. É contemplar o poente sem o sol. É chorar sem lágrimas. É viver sem conhecer o amor!

Sou eternamente grata a ela.

Destino para muitos não existe. Obra do acaso muito menos, mas tenho um conselho a você, caro leitor. Perceba os sinais, pois por meio deles, você chega a lugares e pessoas inimagináveis!

REPERTORIZAÇÃO — RUBRICAS: pressa; inquietude; ditatorial; impaciência; indignação; benevolência.

MEDICAMENTO UTILIZADO: *NUX-V.*

MIASMA: LUETISMO.

CONSTITUIÇÃO: FLUÓRICA.

QUEIXAS MAIS FREQUENTES DOS PROFESSO-RES: insônia; cansaço; ansiedade; agitação; excessivo senso de responsabilidade.

MAIS MEDICAMENTOS HOMEOPÁTICOS DOS PRO-FESSORES: *MERC; PHOSP; ARS; IGN; SULPH; NAT-M; LYC; SEP; ARG-N; SIL; AUR.*

CAPÍTULO 11

O RESILIENTE

Resiliência é a capacidade de se adaptar em situações difíceis ou de fontes significativas de estresse. Na prática, quer dizer que diante de uma adversidade, a pessoa utiliza sua força interior para se recuperar.[4]

- Olá, Thiago Nascimento! Como vai?

Ele responde sempre com um comentário: "esse aí gosta de uma confusão!"

- Boa tarde, Thiago Nascimento!

"Você aqui? Nossa, como cresceu".

É assim quando meninas e meninos encontram Thiago Nascimento pelos corredores indo ao atendimento homeopático. Alegre, risonho, comunicativo, disciplinador, altruísta, homem de coragem e de muita fé! Os meninos percebem e veem nele um porto seguro. Entretanto, o que provavelmente desconhecem é que o supervisor da instituição um dia foi como eles.

Você deve conhecer uma história como essa, ou ao menos já viu filmes em que a resiliência é a moral da história. Talvez você conviva com guerreiros, assim como o Thiago é.

Trabalhar em instituições como o Lar dos Meninos não é nada fácil.

A instituição vive de doações de pessoas como nós. E muitas empresas que a conhecem também são solidárias. Conseguir que as contas fechem no final do mês é tarefa para campeões!

Despesas com manutenção de infraestrutura, funcionários, encargos e alimentação são preocupações diárias!

---

[4] Disponível em: www.zenklub.com.br. Acesso em: 05 abr. 2023.

Escrever sobre a vida de Thiago é reviver histórias como a de milhares de jovens pelo mundo.

Muitos de nós tivemos uma infância feliz. Estudamos, cursamos faculdade e temos um emprego, sem muitos percalços. Isso seria o curso natural da vida! Agora, imagine que, para chegar a esse ponto, alguns jovens devem superar todos os dias obstáculos, sem poder parar. Como diz Thiago: "uma guerra vencida a cada dia! Temos que prosseguir!"

Filho mais velho de uma família com cinco irmãos, não conheceu seu pai. Passou por muitas dificuldades bem cedo, com o mínimo para sobreviver.

Passou muitas necessidades, morava em um local perigoso e sem conforto. Sua mãe trabalhava em casa de família para o sustento dele e de seus irmãos. Durante um período, viveu com sua avó, local em que conheceu sobre a vida e recebeu muito carinho.

Foi estudar em uma escola em tempo integral e, logo, viu ali uma oportunidade de uma vida inteira.

Tornou-se educador. Iniciou seus estudos em pedagogia, formou-se e lecionou durante um bom tempo.

Entre trancos e barrancos, mudou de casa e, quando percebeu, já era o esteio de sua família. Seus irmãos tinham agora um lar, e sua mãe ganhou a tão sonhada moradia.

Não foi da noite para o dia, mas com sacrifício, nãos, renúncias, tristezas e decepções, mas também alegrias.

Sua história ganharia mais linhas quando foi promovido a um cargo que mudaria a sua vida.

Agora, era o supervisor da instituição que o acolheu e transformou seus projetos pessoais.

Grandes empresários têm uma visão futurista, necessária para perpetuar seus negócios e ampliá-los. Crescer, evoluir e ser contemporâneo é crucial para as empresas manterem-se no mercado. Muitos empregados evoluem dentro das instituições. E quanto mais engajados em relação à sua filosofia e administração, mais chances têm de serem o colaborador em potencial para cargos mais elevados.

Thiago é fruto do seu empenho e da visão do presidente da instituição.

Resiliência é uma característica de sua personalidade. Fome, desalento, tristeza, decepções, violência. Tudo isso marcou profundamente a sua vida, mas ele fez disso uma motivação para alçar seus objetivos, que não eram tão altos. Simplesmente queria ter uma vida confortável e ajudar seus irmãos a terem uma vida digna.

Diante de tantos desafios, um foi o mais trágico vivido por ele.

É natural da vida os filhos enterrarem seus pais. Imagine um pai ou mãe enterrar seu filho. Muitas pessoas já passaram por dores assim. Eles chamam isso de dores da alma. Thiago sempre foi visto como um pai, e não só pelos seus irmãos, mas também por meninos e meninas que ajudou a se tornarem homens e mulheres de bem.

Não esperava um dia ter que vivenciar um luto tão profundo quanto a dor de perder um irmão. Ele foi vítima de um acidente automobilístico. Tão jovem e cheio de vida. Prematuramente, Pedro Henrique se foi.

Fui ao velório confortá-lo e manifestar minhas condolências. Vi ali um menino igual aos tantos que ele acolhe, com a equipe de colaboradores que transformam vidas.

E a cada minuto que passava, mais pessoas chegavam. Era tempo de pandemia. Não era possível velar por muito tempo o ente querido.

A vida retribui com muita generosidade aquele que pratica o bem sem ver a quem. Seu irmão conseguiu ser velado, e a família poderia ser confortada por amigos, familiares e outros tantos que queriam demonstrar seu pesar a ele naquele momento.

Em um dado momento, apareceram os amigos de Pedro em uma caravana, buzinando e fazendo homenagem a ele. Todos ficaram comovidos.

Diante da dor, temos algumas possibilidades. Thiago chorou, sofreu, mas lembrou-se de que, como seu irmão, outros jovens tiveram pais que morreram assim, família dizimadas por violência ou mesmo fatalidades.

Olho para o Thiago e vejo vocação. Mais que isso, missão. Um homem, jovem, que vivenciou as dores da alma e fez delas alicerce para transformar vidas!

Sempre reclamamos que o mundo está repleto de maldades, desigualdades e perigos. Hoje, percebo que isso é um ponto de vista. Thiago mostrou isso a mim. Ele vê em cada jovem a esperança de, assim como ele, construir uma outra história. Crer que exista uma possibilidade de vivenciar de outra forma a sua jornada, ainda que os obstáculos sejam maiores que as bonanças. Uma oportunidade pode transformar toda uma existência.

Como dizia Nelson Mandela: "um vencedor é um sonhador que nunca desiste!".

REPERTORIZAÇÃO — RUBRICAS: obstinado; transtorno por morte; transtorno mortificação; ansiedade; transtorno antecipação; responsabilidade, excessivo senso de.

MEDICAMENTO UTILIZADO: *IGN.*

MIASMA: TUBERCULINISMO.

CONSTITUIÇÃO: FOSFÓRICA.

QUEIXAS MAIS FREQUENTES DOS RESILIENTES: depressão; angústia; falta de confiança em si; abandono; desejo por companhia; desejo por doces; melhora ao deitar; ar livre; desejo de viajar.

MAIS MEDICAMENTOS HOMEOPÁTICOS DOS RESILIENTES: *PHOSP; CALC-P; CAUST; CARC; ARS; NUX-V; LACH; ARG-N; PH-AC; PULS; ACON; SULPH.*

CAPÍTULO 12

O ATLETA

"O esporte não leva em conta etnia, religião, ideologia. O importante é a capacidade do homem superar seus próprios limites, tornando a vida um precioso significado".
(Sidney Poeta dos Sonhos)

Não sei quanto a você, mas no colégio uma das melhores aulas que existiam era educação física. Recordo daqueles jogos em que somos arrasados, mas também daqueles em que ninguém esperava que seu time saísse vencedor.

Esporte é assim, você ama ou odeia.

Dependerá do estímulo que você tem em sua casa. Claro que existem exceções! Foi o caso do Robson!

Aos quatro anos, ele teve que fazer uma cirurgia, e o doutor foi enfático: "se não quiser voltar aqui, melhor se cuidar, garotão!".

Saiu de lá em pânico. Ficou apavorado com o simples fato de ouvir a palavra "hospital!!!"

Cresceu tentando cuidar de sua saúde, apesar de não saber muito como fazê-lo. Então, aos 10 anos, foi convidado para fazer uma trilha em Sabará, cidade próxima a Belo Horizonte. Adorou!!! E a partir desse dia, começou a compreender como o simples fato de balançar o esqueleto gera intimamente uma grande alegria interior.

"Assim, dei partida à minha vida de atleta kkkk."

Nossa mola propulsora às vezes vem de onde menos se espera! A vida dos atletas é assim!

Começou a jogar bola, não era muito fã, mas era esporte. Partiu para natação. Seu pai comprou um livro sobre o assunto e bora nadar!! Imagine a cena de seu pai dizendo: "aqui no livro manda dar três braçadas e respirar e bater as pernas... Vamos, meu filho!!".

Isso, foi mais ou menos assim!

Aos 16 anos, começou a correr em uma avenida próxima à sua casa. E não conseguiu mais parar!

Aos 19 anos, comprou a primeira bicicleta!

Aos 22 anos, como todo bom estudante, cabulava aula de economia para nadar e pedalar... (P.S: comentário do Robson: acho melhor não relatar essa parte, afinal que exemplo vou dar à minha filha???)

E assim prosseguiu. Dias de bike, dias de piscina, dias de tênis!!

O esporte é mais que uma filosofia, é um modo de viver, ideal!

Ele surge na vida das pessoas por algum motivo. Muitas vezes, por causa da própria saúde, mas pode ser mais que saúde!

Por vê-lo correr e entender como ele se transformou, eu pensei: "por que não tentar?"

Nosso pensamento realmente é um fator limitante. Eu olhava para a avenida e pensava como poderia um dia correr esses 7,5 km?? Poderia ter um ataque cardíaco, uma crise hipoglicêmica ou quebrar algum osso!! Fora os incentivos! "Nossa, mas para que correr, você já é tão magrinha! Vai ficar na capa!!" (Capa, no sentido figurado, significa sem nenhuma gordura corporal.) P.S: sempre pratiquei esportes! Natação, vôlei e handebol.

Existe uma premissa nesse esporte. Todo mundo que corre, corre de algo ou de alguém.

Entendi que corria de mim. Era um momento muito delicado de minha vida e passava por um momento de profunda tristeza. Eu tinha dois caminhos. Primeiro: entregar-me a ela; segundo: vencê-la!

Comecei como o Robson, um pouco de cada vez. Pesquisei e vi como poderia iniciar a prática. E, devagar, corri meu primeiro quilômetro. Você pode achar que é pouco, mas parecia que tinha corrido e vencido uma maratona.

Meus primeiros 5 km foram um marco. "Agora eu chego nos 10 km!". Em pouco tempo, conquistei.

Então, veio meu maior desafio: dar a volta na orla da Lagoa da Pampulha. São 18 km. Quem corre 18 corre 21 km. Meia maratona!! Esse vai ser meu objetivo!!!

Corri, cheguei em 450º (quadringentésimo quinquagésimo) lugar! Sem parar de correr! E entendi que esporte é superação! E isso trazemos para a vida!

Eu corria para entender e perceber meus potenciais. Nunca acreditei que pudesse completar uma meia maratona. Também não acreditava na possibilidade de voltar a ser feliz e alegre, como sempre fui!

Robson também corria de algo. Ele gostaria de ter morado em um lugar melhor, ele e seus pais. Hoje ele pratica triátlon, tem uma família linda e uma casa própria!

Conversando sobre os nossos desafios pessoais, compreendemos que a corrida é um ato solitário, mas que une todos nós corredores, pelo motivo que cada um escolhe para praticá-la!

Depressão, luto, procrastinação, saúde, amizade, alegria! Não importa qual seja o seu motivo, correr é extraordinário!

Na última volta na orla desse ano, um amigo enviou uma foto! "Olhe Cyntia, isso que me incentiva!". À sua frente, havia um senhor, e na sua camisa, lia-se: ASCOM — Associação de Corredores da Rua Macaé (RJ). Idade: 93 anos".

Você não tem mais nenhuma desculpa para começar!!

E aí!! Bora correr? Somos todos campeões!

REPERTORIZAÇÃO — RUBRICAS: insatisfeito; desejo de movimento; falta de confiança em si; persistente; sentimento abandono; ao ar livre melhora.

MEDICAMENTO UTILIZADO: *RHUS-TOX.*

MIASMA: TUBERCULINISMO.

CONSTITUIÇÃO: FOSFÓRICA.

QUEIXAS MAIS FREQUENTES DOS ATLETAS: dores musculares; rigidez; fadiga; excesso de atividades e responsabilidades; viajar melhora; natureza melhora; rotina.

MAIS MEDICAMENTOS HOMEOPÁTICOS DOS ATLE-TAS: *BRY; SIL; CALC-P; SUL-I; IOD; CHIN; AM-C; PETR; THUJ; PSOR.*

CAPÍTULO 13

O ABANDONADO

*"Dói demais saber que para a pessoa que amamos tanto faz te
ter ou não na vida dela."*
(Marianna Moreno)

Existem dois conceitos em Homeopatia muito importantes:
o fato e a ilusão.

Muitas pessoas são abandonadas hoje em dia, pelos pais, cônjuges ou amigos. Há também a ilusão de ser abandonado. "Nossa, minha amiga não respondeu minha mensagem. Enviei há 10 minutos e nada!"

Ser abandonado é algo inesquecível, principalmente quando isso acontece duas vezes.

Frank tinha uma irmã gêmea. Ainda pequeno, sua mãe abandonou-os. Foram para um abrigo. E, naquela época, ainda não era praxe adotá-los conjuntamente.

Sua irmã foi morar em um lar, e ele, em outro.

Contudo, sua nova família não prosseguiu com a adoção. Ele voltou para o abrigo novamente. Aguardou um bom tempo para ter um novo lar. Foi viver com um pai adotivo. A convivência não era nada fácil. E seu novo pai o matriculou em um semi-internato.

Estudava e aprendia uma nova profissão de segunda a sexta. Passava os finais de semana em casa, e assim era sua rotina.

A ansiedade, os momentos explosivos e os sentimentos de tristeza foram sendo tratados, mas o abandono era ainda muito difícil.

Os relacionamentos com meninas e meninos eram conflitantes, e toda nova frustação era retorno para tristeza e ansiedade.

Foi amadurecendo e, um dia, começou a pensar em planejar sua vida.

O que seria esse planejamento? É uma forma de conduzir o jovem a perceber seus interesses, ideais, propósitos, perceber como o seu futuro seria de forma consciente, levando em consideração aspectos humanos, morais e espirituais.

Tudo estava escrito e planejado, mas a dor em sua alma ainda persistia.

Em um dado momento de seu atendimento homeopático, eu perguntei se ele lembrava de sua mãe, de sua irmã, de seu pai. Ele respondeu que vagamente de sua irmã, mas de seu pai e mãe não!

"Você consegue descrever esse sentimento?" "Sim, é um vazio de não pertencer a ninguém e a nenhum lugar!" "Mas você pertence! Tem amigos, amigas! Gostamos muito de você!" "Sim, tenho, mas todo mundo tem alguém." "Você tem um pai adotivo!" "Sim, mas ainda assim, continuo me sentindo assim. Parece que a qualquer momento serei abandonado novamente".

A Homeopatia é uma ciência que nos surpreende muito. Administrei um medicamento que trata desse vazio. E continuamos nossas conversas.

Nos dias que antecediam sua formatura, ele chegou bem alegre. Dizia ter terminado seu projeto e sentia-se com muita esperança. Aquela dor tinha amenizado um pouco, e via no seu futuro grandes possibilidades.

Perguntei quais eram? "Encontrar minha irmã; entrar para a aeronáutica; estudar; fazer uma tatuagem de asa de anjo."

Quando tratamos dos jovens, sabemos que irão alçar voos, e reencontrá-los é uma possibilidade ínfima.

E em um momento de graça divina, sim, momento divino, reencontrei Frank. Cabelos encaracolados, olhos verdes, forte, um sorriso franco e aberto. Passados quatro anos, não me contive e o abracei dizendo seu nome.

"Você lembrou de mim!!!" Sorrindo, correspondeu ao abraço. Perguntei o que tinha feito e se conseguiu executar seu plano. Disse que sim. Em algumas questões, foi feliz, em outras, não.

"E a tatuagem?"

Era possível ver uma enorme tatuagem em seu braço esquerdo. "Essa é pelo Lar e para a Homeopatia! Ser acolhido faz toda a diferença! Felicidade é a paz da alma!".

Respondi: "Então, faça outra asa e conquiste o mundo! Você merece!"

REPERTORIZAÇÃO — RUBRICAS: abandono, sentimento; sozinho agr.; alegre alternado tristeza; sensível crítica; pessimista.

MEDICAMENTO UTILIZADO: *AUR-M.*

MIASMA: TUBERCULINISMO.

CONSTITUIÇÃO: FOSFÓRICA.

QUEIXAS MAIS FREQUENTES DOS ABANDONADOS: tristeza; pessimismo; depressão; hipersensibilidade; tentativas de suicídio; automutilação; choro involuntário.

MAIS MEDICAMENTOS HOMEOPÁTICOS DOS ABANDONADOS: *PSOR; CHIN; NAT-M; CALC; STRAM; PHOSP; HYOS; PALL; SEP; KALI-C; AUR.*

CAPÍTULO 14

O INTROVERTIDO

Falar que um introvertido precisa ser mais sociável é o mesmo que dizer para um extrovertido que ele precisa falar menos. [5]

O mais difícil caso clínico na Homeopatia envolve o introvertido. São várias as razões. A resposta geralmente é: "normal" ou monossilábica — sim ou não. Resume tudo geralmente em uma pequena frase. Se acompanhado, olha para o pai, a mãe, a esposa ou o esposo, no ímpeto de responder para ele. E ainda, responde um seco: "não sei", ou um "não tenho a mínima ideia!"

Para o terapeuta ou homeopata, isso é o fim da picada! É como tirar leite de pedra!

Minhas táticas com o Patrick já estavam no final, e para uma terapeuta iniciando sua prática profissional, era surreal não obter informações que levariam ao medicamento, ainda que de momento.

Mas quando tudo parecia perdido, lembramos da premissa: "na dúvida, dê Thuya ou Sulphur"! (sabe quando você não sabe o que fazer? Na Homeopatia há duas formas: dá-se Thuya ou Sulphur!).

Tudo bem, Patrick, você venceu! Nosso primeiro atendimento foi um fracasso total!

Fui para casa com a sensação de frustação!

Assim, comecei a criar táticas para tentar desvendar o que seria um "normal", um "sim", um "não" e entender o porquê de querer ficar livre de minhas perguntas.

No próximo atendimento, fui direto ao ponto. "Patrick, do que você gosta?" Resposta: "Boxe!" Eu não entendia quase nada de

---

[5] Disponível em: www.viverdeblog.com. Acesso em: 05 abr. 2023.

boxe, só do Rocky naquele filme em que o final é trágico e ele sai carregado, todo machucado dizendo "Adrian!!!!"

Então, falei a ele sobre o filme! Nunca fui tão grata ao Rocky Balboa!!

Na psicologia, não gostamos de algo ou alguém sem motivo. Existe uma representatividade ou atração dentro de um contexto. Afetividade, identificação, lembranças conscientes ou não.

Patrick sentia raiva. E descobri, após nosso quarto atendimento, que sua mãe biológica o entregou a uma mulher que o adotou. Foi acolhido com carinho pela família, e após alguns anos, encontrou seu pai biológico e sua madrasta. Ele residia no Rio de Janeiro, e uma vez ao ano começou a visitá-lo, Natal e Réveillon.

Há grande ambiguidade nos sentimentos dos jovens, principalmente quando o assunto é ser um filho de coração (ele sempre soube que era adotado). Por um lado, havia amor e afeto e, por outro, abandono, desconfiança e indiferença. Por que fui rejeitado?

As festas de fim de ano não eram o momento preferido de Patrick. Sua madrasta era bem cruel e violenta. Maltratou-o e dizia palavras que o menosprezavam.

Toda vez que chegava ao atendimento, pedia desculpas pelo incômodo e por tomar meu tempo. Ela conseguiu deixá-lo com uma estima tão baixa que o fato de existir era uma benevolência dos céus!

Era um jovem educado e com fala mansa. Era quase imperceptível a sua voz. Sorria, mas não mostrava seus dentes. Embaraçava-se quando alguém chamava sua atenção em sua sala, achando que a culpa era dele. Inteligente, dedicado, cumpridor de suas responsabilidades e tarefas.

Como a violência, a humilhação e o desprezo impregnam-se na alma de um ser, de uma criança?

Recuperar um jovem de tamanha agressão passa por um trabalho multidisciplinar. E lá fomos nós!

Homeopatia, acupuntura, religião, música, musculação e boxe!

Para mim a arte marcial perfeita significa expressar a si mesmo honestamente.
(Bruce Lee)

Ainda que o boxe seja um esporte e não uma arte marcial, foi uma das formas que encontramos para canalizar todo esse sentimento.

Eu dizia ao Patrick: "coloque toda sua raiva quando for treinar!! Até passar!"

E quando tocava bateria: "Toque com muita força!"

Assim, com muita dedicação, fé e persistência, o "Desculpe! Perdão!" foi dando lugar ao sorriso aberto e franco. Tornou-se educador e aluno de destaque na instituição.

Atendo o Patrick, eventualmente, quando seus medos retornam, mas nada que perdure por muito tempo. Em nossas últimas conversas, estava namorando, em um relacionamento sério. Disse que iria ao seu casamento e ainda seria madrinha. Ri e ele concordou!

Ele tem muitos sonhos! Sua convivência com a madrasta está melhor. Não vai mais ao boxe com frequência. Hoje, prefere o teclado, mas ainda toca bateria. Ensina outros jovens quando realmente devemos dizer "desculpe" e "obrigado!".

Patrick, que sua vida seja plena, feliz e repleta de cantos! Sua alma merece!!

REPERTORIZAÇÃO — RUBRICAS: transtorno mortificação; resignação; complacente; timidez; constrição, tensão; falta de confiança em si; transtorno desprezo.

MEDICAMENTO UTILIZADO: *NAT-MUR.*

MIASMA: SICOSE.

CONSTITUIÇÃO: CARBÔNICA.

QUEIXAS MAIS FREQUENTES DOS INTROVERTIDOS: agitação interna; ansiedade; choro escondido; raiva; angústia; injustiça; tristeza.

MAIS MEDICAMENTOS HOMEOPÁTICOS DOS INTROVERTIDOS*: ALUM; BRY; STAPH; PULS; SIL; SULPH; LYC; CARC; CAUST; SEP; NIT-AC.*

CAPÍTULO 15

O RELIGIOSO

Os transtornos mentais são casos complicados e difíceis de atender, tanto na Homeopatia quanto na alopatia.

Ministrei um curso prático de Homeopatia há um tempo, e os alunos atendiam presencialmente casos clínicos dos mais variados.

Paulo, um aluno muito aplicado, atendeu um senhor distinto. Era um caso um tanto quanto controverso.

Seu nome era Manoel. Ele chegou com queixa de dores de cabeça recorrentes. No início, era um caso de hemicrania até então normal.

Normal. Essa é uma palavra que não combina com Homeopatia. A normal dura pouco tempo diante de qualquer contexto para mim.

Ao retornar para o segundo atendimento, Paulo pediu um auxílio. Quando chegou até mim, parecia que tinha visto um fantasma. E o normal então mudou de nome.

Manoel tinha fortes dores de cabeça por vários motivos. Entre eles, uma queda na cisterna. Ele dizia que foi empurrado. No decorrer da construção do caso, descobrimos que isso não procedia.

Sua esposa nos relatou que tentou suicídio. A indagação foi a mesma e na hora: "mas como assim?".

Ele fumava e bebia demais. E quando ficava muito embriagado, tornava-se violento. Depois, vinha o arrependimento. Várias vezes tentou tirar a própria vida, mas era um homem muito religioso e não tinha coragem para consumar o ato.

Em uma dessas caiu dentro de uma cisterna e teve um traumatismo craniano. O seu crânio afundou e descobrimos o porquê de ir às consultas com um boné!

Paulo disse: "agora tudo se encaixa!". Ficamos otimistas e prosseguimos com o tratamento. Diminuiu o consumo de cigarro, parou de beber, estava mais estável emocionalmente.

Então, veio a surpresa.

No dia agendado para seu retorno, Manoel chegou muito transtornado, irreconhecível. Paulo foi atendê-lo, e eu atendi a esposa.

Ela disse: "não consigo mais conviver com isso! Deus tem que me ajudar!" Prosseguiu: "esse homem tem um trem no corpo! Ele fala outras línguas, escreve na parede coisas que ninguém entende. Já levei em tudo que é igreja! Não resolve!". Chorava desesperada dizendo que iria fugir!

Perguntei se isso aconteceu após a queda na cisterna. Ela disse que antes já acontecia. "Só Deus pra tirar isso! Essa coisa ruim!!"

Paulo continuava a entrevista com Manoel, e eu temia que acontecesse algo, porém tudo estava tranquilo, aparentemente.

Violência associada a delírio não é simples. Requer cuidado no atendimento. Sabia que Paulo conseguiria. Terminamos o atendimento e, unindo as informações, descobrimos que parecia realmente um delírio.

A descrição do que ocorria com Manoel era algo extraordinário realmente. Os desenhos e as palavras eram de cunho religioso e, em suas menções, também havia algo de angelical.

Após todo o questionamento, nossa percepção era de que poderíamos ajudá-lo. Resolvemos atender todos da família. Sua filha também já tinha delírios.

Toda vez que me deparo com casos semelhantes a esse, lembro-me de Hahnemann, nosso mestre! Não adianta dar nomes, precisamos observar os padrões. Lembro-me também de cursos que fiz e nos quais aprendi com professores indianos qual era o padrão de repetição.

O provérbio diz: "de médico e de louco, todo mundo tem um pouco!".

Paulo e eu tiramos da mente os nomes e nos atemos ao tratamento do doente, o senhor Manoel!

Ministramos as doses e os medicamentos para todos da família e, após alguns meses, conseguimos celebrar com alegria uma outra família!

Manoel e sua filha pararam com os delírios, a esposa conseguiu pintar a parede e trabalhar sem preocupações; seu filho dedica-se aos estudos, sem aflição.

Atualmente, presenciamos inúmeras síndromes, distúrbios, delírios, doenças novas a cada dia. A semiologia é importante, mas o sintoma energético e mental é o guia para escolha de um medicamento que atue na integralidade do indivíduo.

Em um mundo repleto de doenças, esquecemos de quem as têm.

No fundo, não descobrimos no doente mental nada de novo ou desconhecido: encontramos nele as bases de nossa própria natureza.
(Carl Gustav Jung)

O tratamento homeopático é uma caixinha de surpresas. Os sinais são uma forma de dizer sem as palavras.

Hahnemann, quando chamado para atender os doentes mentais, observava por dois ou três dias seu comportamento, sua fala, sinais importantes que anotava pacientemente a fim de escolher o medicamento sabiamente.

A natureza humana é multifatorial, compreendê-la é uma sabedoria!

REPERTORIZAÇÃO — RUBRICAS: alcoolismo; loquacidade; delírio violento; disposição suicida; desespero pela salvação religiosa; transtornos por traumatismos.

MEDICAMENTO UTILIZADO: *STRAM.*

MIASMA: LUETISMO TUBERCULINISMO.

CONSTITUIÇÃO: FLUÓRICA.

QUEIXAS MAIS FREQUENTES DOS RELIGIOSOS: clarividência; ouve vozes; sonhos agitados e vívidos; inquietude; hipersensibilidade sensorial; visões; ilusões.

MAIS MEDICAMENTOS HOMEOPÁTICOS DOS RELI-GIOSOS: *VERAT; LACH; AUR; HYOS; ARS; BELL; CAMPH; OP; PLB; CALC; PHOS.*

CAPÍTULO 16

O VALENTE

Deve-se temer mais o amor de uma mulher do que o ódio de um homem.
(Sócrates)

Esta história inicia-se em Colatina, Espírito Santo. E o principal personagem não é um filho que foi tratado com Homeopatia, mas uma mãe cansada de violência e que, por amor aos seus filhos, tomou essa decisão!

Kennedy chegou ao atendimento com febre muito alta, calafrios, mal-estar. Prostração. Não tinha muco, tosse, falta de ar ou sinais de qualquer gripe ou resfriado.

Percebi que algo estava errado, mas o quê? Parecia infecção, mas de quê?

Fui examiná-lo um pouco mais de perto, já que responder às perguntas estava complicado. Parecia delirar de febre.

Eu amo Homeopatia justamente por isso. Nada é óbvio! Isso para muitos pode ser um problema, mas é assim que conseguimos ver o doente. Mãos à obra.

Então, chamei o seu irmão, Fernandez, e comecei a perguntar:

- Diarreia?
- Comeram algo diferente?
- Foram pescar?
- Viajaram?
- Trabalharam no fim de semana?
- Alguém em casa está passando mal também?

Todas as respostas foram negativas!

- Vocês foram aos mesmos lugares?
- Fizeram algo diferente?

Ele respondeu:

- Também não, mas ele foi cortar o cabelo, e eu não".

Tuchê!!

Vi que o corte de cabelo do Kennedy era bem inusitado. Logo, perguntei:

- O cabelereiro passou navalha, máquina, estilete ou lâmina de barbear!??

Ele respondeu:

- Sim, navalha!

Observei que tinha feito uma ferida no local do corte um tanto quanto inusitado!

Quando vi aquilo, fiquei apavorada! Ele tampou com o cabelo o local e estava muito infeccionado!

Após medicação, a febre baixou, e pedi para passar no local uma pomada de calêndula para cicatrização.

Passado uma semana, a pele escamou, e víamos alguns "bichinhos" no local.

Pensei: "mas o que é isso?". Fiquei ali extasiada! "De onde veio isso?"

E o local que infeccionou não tinha mais um fio de cabelo sequer!

É nesse ponto que a história muda a trajetória!

Kennedy tem mais dois irmãos. Vive com a mãe em situação bem precária. Fernandez, como irmão mais velho, estava ajudando, como servente, a construir a própria casa. Eles não reclamavam de nada. Viviam sorrindo e brincando pelos corredores da escola. Perguntei então pelo pai, se ele estava o ajudando a construir a casa.

O semblante de Kennedy fechou-se. Abaixou a cabeça e, em um murmúrio, disse: "graças a Deus que não!".

Vi que havia algo estranho e insisti um pouco mais. Ele mudou de assunto e pediu que perguntasse a Fernandez, seu irmão.

E assim o fiz.

"Nós nascemos em Colatina. Minha mãe não lê e nem escreve. Colocou a gente na escola para não ficarmos iguais a ela. Viemos para cá porque não tínhamos escolha. Um dia, meu pai chegou da rua. Ele bebia e ficava muito agressivo. Batia na minha mãe e quando ia bater na gente ela falava que podia bater nela, mas não em nós! E a vida era assim. Um dia, ele foi bater na gente! Minha mãe pegou um pedaço de pau e bateu na cabeça dele. Juntamos nossas coisas e fugimos, minha mãe, eu, Kennedy e minha irmã mais nova. Saímos sem rumo. Ela disse pra gente que tínhamos que ir para Belo Horizonte, onde sua irmã morava e que lá poderíamos começar uma nova vida. Sem dinheiro, com aquilo que conseguimos carregar, andamos durante seis meses. Comíamos o que tinha nas latas de lixo, água da chuva, do chão, de onde desse. Minha mãe tinha visitado três vezes minha tia, sabia como era, tinha o endereço, mas não tínhamos dinheiro para ir de ônibus até lá! Perdemos algumas vezes, mas chegamos. Lembro-me de que as pessoas ajudavam naquilo que dava. Quando lembro disso, meu coração dói! Não tínhamos alternativa.

Tenho muito orgulho da minha mãe e não quero que nada de ruim aconteça com ela. Agora, nossa vida está melhor. Ela tem um trabalho e à noite ela dorme sossegada. Eu e meus irmãos estamos felizes com isso".

Perguntei se ele tinha notícias do pai. Falou que não. "Morto ou vivo, não quero saber...".

Chamei, então, a mãe de Kennedy e Fernandez. Vi no seu rosto esperança, mas sofrimento também. Falei como estava honrada em conhecê-la e que era uma mulher de muita coragem.

"Pode bater em mim, mas nos meus filhos, não!!".

Perguntei como eram seus pais. "Simples, mas nunca bateram na gente. Nossa lida era muito pesada".

Kennedy ficou ótimo. No entanto, veio fazer um pedido no último atendimento: "estou muito bem. Agora que tudo passou, pode fazer meu cabelo crescer?" Abracei-o e disse: "Meu Deus! Santa Homeopatia me ajude nessa agora!".

> *O amor de mãe por seu filho é diferente de qualquer outra coisa no mundo. Ele não obedece à lei ou piedade, ele ousa todas as coisas e extermina sem remorso tudo o que ficar em seu caminho.*
> *(Agatha Christie)*

REPERTORIZAÇÃO — RUBRICAS: febre alta; calafrios; infecção; estupor.

MEDICAMENTO UTILIZADO: *PYR.*

MIASMA: *PSORA.*

CONSTITUIÇÃO: FLUÓRICA.

QUEIXAS MAIS FREQUENTES DOS VALENTES: diarreia; infecção intestinal; parasitas; dores abdominais; manchas rosto; abatimento; cansaço; problemas de pele.

MAIS MEDICAMENTOS HOMEOPÁTICOS DOS VALENTES: *BELL; BRY; PH-AC; HEP; ANT-T; ARS; BAR-C; CHAM; CHIN; HELL; ZINC; SEC.*

CAPÍTULO 17

A COMPULSIVA

O sabor da vida depende de quem tempera.
(Mulheres Auxiliadoras)

Em grande parte de nossas vidas, celebramos. Geralmente, em momentos alegres, como aniversários, casamentos e formaturas. E celebrar consiste em comer, beber, dançar e cantar.

As celebrações podem ser de cunho histórico, social, cultural e familiar. Isso sempre envolve comida, antes, durante ou depois.

É obvio que os alimentos são necessários para nos manter vivos. Todavia, alimentar-se passou de uma simples condição mantenedora para outras funções.

Ansiedade, tristeza e alegria, tudo está virando motivo para comermos.

A próxima história é de uma jovem e, certamente, a de muitas crianças, outros jovens e adultos.

Beka tinha uma compulsão por suco em pó. Aquele em que rasgamos o pacote, colocamos em um litro d'água, misturamos bem e pronto.

Chegou a tal ponto que não precisava de água; bastava colocar na palma da mão e tudo certo! Quando chegou para atendimento, já estava sentindo fortes dores no abdome, sua língua estava toda coberta por uma saburra acinzentada e apresentava vários cortes. Na época, ela tinha apenas 12 anos.

Já tinha ido ao hospital duas vezes e iniciado um tratamento à base de inibidor de bomba de prótons.

Você já conseguiu ler os ingredientes listados na embalagem de um suco em pó? Provavelmente não, já que as letras são tão pequenas que só com lupa dá para enxergar. Então, lá vai:

Açúcar, vitamina c, ácido ascórbico, acidulante, ácido cítrico, antiumectante, fosfato tricálcico, aromatizante, corante inorgânico, dióxido de titânio e corantes artificiais crepúsculo e amarelo tartrazina.

Você deve estar pensando: "bem, tem vitamina C!". Brincadeiras à parte, de todos os ingredientes, um de destaque é o corante tartrazina, proibido em países como Estados Unidos, Rússia, Noruega e Áustria. Ele pode provocar: reações alérgicas, asma, bronquite, rinite, broncoespasmo, urticária, eczema, dor de cabeça, eosinofilia (aumento de eosinófilos, um tipo de célula do sangue) e inibição plaquetária (inibe a coagulação do sangue).

Foi dessa forma que consegui fazer Beka parar com o suco em pó, porém, ainda tinha muito por vir!

A alimentação da população em geral está precária. Muita gordura, açúcar e massa são consumidas no dia a dia. E convencê-los a sair disso é muito mais difícil que enxugar gelo!

Montei, então, uma cartilha mostrando os rótulos dos alimentos e fotos das doenças! Não teve escapatória! Literalmente, terapia de choque!

Então, fomos para a segunda parte do problema de Beka!

Os condimentos. Não se vive mais sem temperos prontos repletos de sal. Temos, ainda, *ketchup*, mostarda e molho inglês! Tudo isso de uma vez! Almoço e jantar!

Gente, cadê a pimenta!??? Tanta variedade! Alho e cebola? Só se for escondido ou comprado pronto, produtos que geralmente apresentam só sal.

Agora, a água!! Pergunte quantas vezes esse ser maravilhoso vai ao banheiro fazer xixi?! De duas a três vezes ao dia. Agora, pergunte: quantos litros de água você toma ao dia? Dois litros!!!! Kkkkk

É assim! Sem água, com muito suco em pó, condimentos e muito açúcar!

É arroz, feijão (só um pouco porque dá gases), carne, batata frita. Sem verdinho, talvez uma rodela de tomate e, para rebater, um suco em pó ou refrigerante para matar a sede.

E agora, chocolate!! Cacau nunca fez mal, mas a manteiga de cacau associada ao açúcar e à gordura hidrogenada é a caminhada para as estatinas aos 25 anos. Olha que estou sendo generosa, já que atendo crianças de 12 anos com colesterol alto.

É assim minha missão diária com Beka e outros jovens que estão nesse caminho.

Ela está com 15 anos atualmente. Ficou muito bem por um tempo, mas este ano chegou para o atendimento com sobrepeso, viciada em sal e com compulsão alimentar.

Na época, os pais de Beka separaram-se e, atualmente, ela reside com seu pai e sua madrasta. Gosta da convivência com os dois. O problema maior é a exigência de beleza e o apelo publicitário que tem provocado (principalmente nas meninas) o desejo por um corpo que geneticamente não é possível.

As frustações tornam-se piores e mais frequentes, levando-as a tomar qualquer atitude, ainda que insana, para obter o tal corpo perfeito. Não é só nas classes alta e média. Meninas cujas famílias têm baixa renda são massacradas também pelo apelo visual. Ainda pior, pois o alimento ingerido é aquele mais prejudicial e barato. Por exemplo: biscoitos recheados, macarrão em excesso, dietas com carboidratos simples etc.

Voltando ao caso de Beka, conversamos muito sobre essas questões. Criar a própria imagem e aceitá-la foi nosso foco de tratamento.

A melhor tática para esses casos é a verdade! Direta e objetiva! A frustação faz parte do crescimento de cada jovem. A forma de dizer é que faz toda a diferença!! Conhecer o núcleo de amizade e o que assistem nas redes sociais podem ajudá-los a diferenciar o real e o imaginário! Literalmente, choque de realidade, sem brigas, sem violência, com entendimento!

Cabelos lisos ou cacheados; fofinhas ou magrinhas; negras, brancas ou pardas; altas ou baixinhas; hétero ou homossexuais; não importa. Somos todos seres humanos vindos de um lar em comum, nossa Mãe Terra! Vivamos com mais respeito e amor entre os nossos, afinal, viemos e pertencemos a Ela!

REPERTORIZAÇÃO — RUBRICAS: desejo alimentos temperados; língua cinza; desejo por ácidos; ansiedade; dor estômago ao comer; mania; desejo por sal; falta de confiança em si.

MEDICAMENTO UTILIZADO: *PHOS-AC.*

MIASMA: SICOSE.

CONSTITUIÇÃO: CARBÔNICA.

QUEIXAS MAIS FREQUENTES DOS COMPULSIVOS: bulimia; obesidade; azia; compulsão; insegurança; angústia; tristeza; solidão.

MAIS MEDICAMENTOS HOMEOPÁTICOS DOS COMPULSIVOS: *CALC; PULS; SEP; VERAT; SULPH; CHIN; COM; ACON; NAT-M; HEP.*

CAPÍTULO 18

A NAMORADEIRA

Se você convive com adolescentes ou adultos que se comportam como um, provavelmente já ouviu essa palavra: *crush*!!

Crush é ter uma queda ou um interesse por alguém. Outro sinônimo poderia ser "gostar de alguém", mas só você sabe, ou seja, um amor platônico!

A vida de Charlotte baseia-se em *crushes*!

Ela define-se como uma garota moderna! Gosta de meninas e de meninos. Não tem problema algum quanto a isso. Adora roupas com brilhos, é vaidosa, bonita, divertida, anda parecendo uma modelo pela passarela. Adora séries, filmes românticos. Adora shopping e rolês! Ama fanfics! Quanto mais picantes, melhores! Não, não é uma comidinha mexicana cheia de pimenta! São histórias fictícias! Geralmente narram romances, dramas ou até ação.

Filha única de relacionamento bem rápido entre seus pais, tem mais irmãos do lado paterno, mas não os conhece.

Sua família vem de uma cidade interiorana da Bahia. E veio para Minas por causa do seu tio. Ele a violentou quando pequena, fato que gerou um grande caos na família. Mora em uma comunidade próxima à escola que estuda em tempo integral. Sua mãe é cuidadora.

Por trás de toda aquela alegria, ninguém sabe que Charlotte é solitária e triste. Grande parte do tempo, sua companhia é o celular. Nele, ela cria todas as formas de romances e "relaciona-se" com garotas e garotos. Faz aula de dança on-line.

Ela tem encontros virtuais e namora um garoto, mas quer terminar. Conheceu um outro que mora na Irlanda. Deseja estudar direito e quer se mudar de país.

O relacionamento com o garoto de São Luiz, Marcos, é sério. Ele deu a senha do Instagram para ela. Sinal de compromisso sério. Ela adoraria conhecer Nova Iorque para fazer compras.

Quando não está no celular, sente-se sem vida, vazia. Chora e entra em depressão. Isso acontece quando desobedece à sua mãe. Já ficou sem celular dois dias. "Quase morri! Como um ser pode viver sem celular? Crueldade, você não acha? Ele já faz parte de mim!".

Inventa mil histórias. E cada capítulo corresponde a um *crush* diferente, uma vida que ela criou.

Pergunto o que ela fará daqui a alguns anos. A resposta é sempre a mesma: "viverei. Amigos, festas, já vou ter dinheiro, nada de compromisso sério. Tenho muitas pessoas para conhecer. Ser livre!!".

Pergunto sobre família e filhos. "Nem pensar! Talvez um cachorrinho, fofinho!".

Não se alimenta muito bem. Vive resfriada, ama doces e sanduíches!

A superficialidade é uma característica de Charlotte, assim como de muitos jovens hoje em dia. Conhecem o básico e não se aprofundam em assuntos que os fazem pensar.

Existem muitas pesquisas comportamentais sobre como a tecnologia está transformando o público juvenil.

Eles não têm mais frustrações, visto que é possível começar novamente ou mudar de game!

Caso não queira, sem problemas, vida que segue. Há alguém que queira.

Posso postar tudo! Até meu corpo! Sem fronteiras, sem limites!

Não há como negar a real importância da tecnologia em nosso dia a dia, mas, em alguns aspectos importantes, a banalizamos.

A imagem é mais relevante que diálogos e pensamentos críticos para a grande parte dos jovens. Assim também o é para Charlotte.

Essa é uma tendência mundial. Mais imagens, menos palavras, menos diálogos, menos construção de ideias.

Procurei, então, na matéria médica, medicamentos para a atual conjuntura. Deixarei abaixo para pais, terapeutas e familiares, a fim de ajudá-los a resgatar o pensar, o dialogar. Inseri-los na criação de pensamentos é muito importante para a construção de uma sociedade na qual possamos nos apoiar e ter objetivos comuns!

É improrrogável, já que o mundo está na velocidade da luz!

Não há nação se não houver sustentabilidade, cultura, respeito e menção aos que a ergueram! Não há país se a sua maioria desconhece seus direitos e deveres. Não há cidadãos sem conhecimento e educação, ferramentas tão cruciais e urgentes para edificarmos alicerces e pilares para gerações futuras.

Obs.: Charlotte está fazendo aulas de teatro. Fica três horas sem acessar a internet! Aleluia!

REPERTORIZAÇÃO — RUBRICAS: vaidade; amor sexual; loquacidade; transtorno abuso sexual infância; tristeza; excentricidade, fantasias; indecisão.

MEDICAMENTO UTILIZADO: *PLAT.*

MIASMA: TUBERCULINISMO.

CONSTITUIÇÃO: FLUÓRICA.

QUEIXAS MAIS FREQUENTES DAS NAMORADEIRAS: libertinagem; frivolidade; depressão; medo do futuro; desejo por posição social; falta de confiança em si; frustação.

MAIS MEDICAMENTOS HOMEOPÁTICOS DAS NAMO-RADEIRAS: *LACH; PHOS; PULS; IGN; STAPH; HYOS; THUJ; ANAC; AGAR; CARBN-S.*

CAPÍTULO 19

A ANSIOSA

Você conseguiria imaginar como as festas de aniversário surgiram?

Segundo os estudiosos, as comemorações de aniversário iniciaram no Egito Antigo por volta de 3000 a.C. contudo, eram restritas para os faraós e deusas. Assim também era para os gregos.

Já para os romanos, havia festas somente para os senadores e para o imperador e sua família.

Por ser uma festa pagã, o cristianismo erradicou esses festejos, e só após o século IV, a igreja iniciou essas celebrações por causa do Natal, aniversário de Cristo.

E você sabia que os presentes, tão almejados, tinham o objetivo de afastar os maus espíritos??

O bolo e as velas não estão lá à toa. Há um significado que os gregos nos deixaram de herança. Era costume da época festejar a deusa Artemis todo dia 6. Eram colocadas sobre uma torta velas simbolizando a lua cheia. Segundo a mitologia grega, era uma forma de expressão da deusa.

Eu sempre adorei aniversários. Bolo, doces, coxinha, brigadeiro, balão!!! Muitas pessoas amam. Geralmente, as pessoas têm aquele aniversário que foi o melhor e aquele que foi um desastre!! Os melhores têm a ver com o bolo ou o presente. Aquele presente que você espera o ano inteiro para ganhar e faz qualquer coisa para obtê-lo! Os piores geralmente são por causa das pessoas!! Por causa dos presentes também, mas, agora, graças a Deus, tem como trocar!!

Aguce a sua lembrança. Qual foi o melhor? Qual foi o pior?

Meu melhor aniversário foi por causa do bolo de abacaxi com coco da Dona Lourdes. Meu pior foi quando teve uma onda de frio e só veio minha vizinha que tinha 70 anos na época, mas o presente foi legal!!!

No caso de Priscila, o aniversário... Antes precisaremos voltar no tempo!

Quando a recebi no atendimento, ela estava trêmula, fria, apática e parecia ter visto um fantasma.

Observando-a mais de perto, tinha as unhas roídas, queixava-se de dor de cabeça e tinha o corpo dolorido. Seu rosto tinha algumas espinhas, as pernas balançavam o tempo todo, e a voz mal saía de sua boca.

Sentia fraqueza e chorava a cada pergunta. Fazia uma força para responder, digna de compaixão.

Não insistimos muito. Prescrevi medicamentos e aguardei a resposta.

Na semana seguinte, eu a vi novamente. Estava bem melhor. Então, começamos a nossa primeira conversa oficialmente.

Um sorriso tímido, espinhas pelo rosto, doce, meiga e receosa com o que estaria fazendo ali, já que o mal-estar tinha passado.

Expliquei que agora poderia ajudá-la melhor em suas questões mentais e emocionais, porque, anteriormente, ela não estava tão bem.

Vi, então, seu semblante ficar sério. Pensei: vou ter que me esforçar!

Assim foi! Perguntas daqui e dali e, em algum momento, passamos pelo que ela gosta, o que não gosta, o que piora seu humor, o que melhora e como se alimenta.

Adoro falar sobre a dieta, principalmente quando as meninas e meninos comem mal! Pego no pé mesmo! E lá fui eu!

Sorvete, biscoito recheado, pastel frito, refrigerante, pizza, sanduíche. Você está se revirando aí também, né!?

E a melhor parte!! Doces!!!! Priscila comia: arroz, feijão, tomate e carne!!! Manga, pêssego, banana!!! Ok! Eu que revirei depois dessa. Perguntei: "e doces? Tortas, brigadeiro, bolo de aniversário?" Ela respondeu: "eu não gosto de bolo de aniversário!" Indaguei: "por que?" Ela respondeu: "não gosto!!!" Bem enfático, curto e direto!

Pensei: será que é o glacê? Não era! Será que o recheio muito doce? Não era! A massa do bolo seca? Ou molhada com refrigerante????? Não era também!

SUA MAJESTADE: O ADOLESCENTE!

Percebi que foi encolhendo na cadeira à minha frente e vi que o problema não era exatamente o bolo.

Aos seis anos, Priscila estava com sua mãe organizando sua festa de aniversário. Fizeram os convites, enfeites, docinhos, balão, bolo!! Esmeraram-se bastante porque era a primeira vez que comemorariam seu primeiro aniversário com tudo que uma criança tem direito! Tudo pronto, foram entregar os convites para suas amiguinhas da escola e para alguns parentes.

Retornando para casa, sua mãe começou a se queixar de mal-estar e alguns incômodos. Então, pediu à Priscila para chamar alguém para ajudá-la. Assim ela o fez. E ficou esperando sua mãe. Nada acontecia. Passou um tempo, ela foi até a rua. E diante dos seus olhos, via as pessoas gritando, chorando e pedindo socorro. Ela correu para lá e foi impedida.

Sua mãe faleceu a caminho do hospital.

A partir desse dia, Priscila desenvolveu um quadro de ansiedade, e toda vez que vê um bolo de aniversário, chora compulsivamente. Perguntei o motivo: "o bolo do meu aniversário foi ela que fez. E ninguém comeu. Já estava pronto. Ficou lá na geladeira. Foi o dia mais triste da minha vida! Sinto que a culpa foi minha. Porque queria ter um bolo enorme no meu aniversário. Eu pedi pra ela!".

Na escola que Priscila frequenta, em um dia do mês comemoram-se os aniversariantes daquele mês. Ela disse que é um grande problema.

"Todo mundo feliz e eu chorando!". Como explicar que é um momento de grande alegria com essas lembranças?

Você sabe o que significa a palavra "aniversário"? *Annus* significa ano, e *vertere*, voltar. Ou seja, é aquilo que volta todos os anos.

Inconscientemente, Priscila entendia o que significava essa palavra. No caso dela, volta todo ano a dor, e não o festejo.

Tive um clique, então!

"Priscila, por que você não pede à sua irmã para fazer um bolo? Bem simples. E faz uma homenagem para a sua mãe. Agradeça a ela por todo carinho que ela teve com você! Coloque uma vela no bolo, sopre e diga a ela o quanto a ama. Ela sabe que a culpa não foi sua.

Diga a ela que todo aniversário, agora, você irá fazer um bolo de agradecimento, por ser uma mãe tão especial."

Seu tratamento foi prosseguindo, e as melhoras, acontecendo.

Na última semana de aula, Priscila chegou para o atendimento final. Ela não esperou o seu aniversário. Fizeram o bolo e soprou a vela, uma sem números e sem enfeites, simples. Soprou e disse o que estava em seu coração.

Chorou, mas disse estar aliviada. "O bolo era de cenoura com cobertura de chocolate!". "É o mais gostoso, Priscila. Sua mãe deve ter adorado!".

A partir daquele ano, Priscila realmente celebrou o seu aniversário. Parabéns, Priscila! Feliz aniversário e muitas primaveras!!

P.S: A Homeopatia é assim... Muitas pessoas dizem que é placebo, que não funciona, que não tem comprovação científica etc. Engana-se quem pensa assim! Existem muitas pesquisas científicas sobre os medicamentos e outras tantas sobre sua eficácia em sites de renome. (Vá até o anexo 3 para entender um pouco mais!)

Caso goste de assuntos como nanotecnologia, entenderá como funciona!

Outra forma de acreditar é experimentando! Verá como pode ser surpreendido!

REPERTORIZAÇÃO — RUBRICAS: pânico; transtorno por morte pais; ansiedade de consciência; aversão bolo.

MEDICAMENTO UTILIZADO: *ARS.*

MIASMA: TUBERCULINISMO.

CONSTITUIÇÃO: FLUÓRICA.

QUEIXAS MAIS FREQUENTES DOS ANSIOSOS: angústia; depressão; tristeza; ansiedade; temor; insegurança; timidez; dores.

MAIS MEDICAMENTOS HOMEOPÁTICOS DOS ANSIO-SOS: *CAUST; IGN; PHOSP; SULPH; COCC; LYC; ACON; NIT-AC; PLAT.*

CAPÍTULO 20

O SONHADOR

Muitos desejam amor verdadeiro, eu só desejo jogar futebol pelo resto da vida!
(Luka Modric)

Todo esporte tem um ídolo ou craque considerado o melhor de todos os tempos. No basquete, era Michael Jordan para alguns; no tênis, muitos acreditam ser Roger Federer; no futebol, é incontestavelmente o Rei Pelé!

Falar de futebol é falar dos sonhos de muitos garotos no Brasil. E acredito que um dos primeiros ensinamentos é como se portar em uma entrevista. Antes de serem jogadores, falam como um!

Você já percebeu como um jogador de futebol dá entrevista? Geralmente é assim...

"Fizemos um bom jogo, o time adversário fez uma boa partida, mas conseguimos fazer melhor, e graças a Deus, saímos com a vitória!".

Agora, você sabe exatamente como Enzo Gabriel é! Até o nome parece com nome de jogador!!!

Conversar com ele é a mesma coisa que entrevistar um jogador de futebol. Grande parte dos meninos que moram nas comunidades sonham em ser jogador de futebol.

Mas por quê?? Vamos descobrir!

Assim que entrou na sala e perguntei como as coisas andavam, Enzo, como gosta de ser chamado, já começou: "tudo indo bem, mas poderia estar melhor. Ontem não joguei muito bem. Perdi alguns gols e não colaborei com o nosso time para ganhar! Estou aqui para dar o meu melhor. Preciso porque vou fazer um teste no Atlético!".

"Poxa! Estou me sentindo honrada! Você vai ser jogador de futebol, pelo jeito!".

"Já sou! Estou estudando aqui porque fiz algumas besteiras. É um corretivo, sabe? Jogo no América. Então, preciso me dedicar para voltar ao time!".

"Como você treina já que fica na escola o dia todo?".

"Não treino. Estou aqui para melhorar meu comportamento e depois vou voltar para o time!".

"Ok. Em qual posição você joga?".

"Eu sou meio-campo, mas posso jogar em qualquer posição. Sou muito bom, mas preciso melhorar!".

"Humm... Para qual time você torce?".

"Gosto do Galo (Atlético Mineiro), mas como um futuro jogador, tenho que ser profissional. Jogar pelo time pelo qual fui contratado".

"Entendi. Bem, vamos direto ao ponto para você melhorar sua performance no campo".

"Isso aí!".

Olhando para Enzo, percebi a esclera dos olhos muito amarelada. Inclinava para frente ao conversar, seu cabelo era parecido com o do Neymar, só que sem tinta. A pele também era um pouco amarelada. Tinha acabado de completar 14 anos, e toda aquela história não estava muito bem contada. Vi que tinha algo de fantasia naquilo tudo. Deixei passar.

Em um dado momento de nossa conversa, perguntei o que faria com o dinheiro se assinasse um contrato.

"Compraria uma casa para minha avó!".

Quando ouvi a palavra "avó", comecei a perceber algo mais.

"Então Cyntia, minha mãe mora nas ruas. Tenho 11 irmãos pela última vez que soube notícias dela. Não sei quem é meu pai. Minha avó que me cria. Não gosto nem de ouvir falar da minha mãe. Fico aborrecido. Ela usa drogas e sei que quando ela estava grávida de mim, usava. É uma parte da vida que quero esquecer. Penso só em jogar bola! Até pensei em me inscrever no Barcelona. Jogar no exterior! Meu irmão falou que arruma o dinheiro".

"E sua avó? Conte mais sobre ela!".

"Ela é o máximo! Vou comprar uma casa pra ela, encher a geladeira de tudo que ela gosta de comer. Vou no shopping gastar uma bolada com ela! Vai ficar feliz, e eu mais ainda! Ela preocupa-se muito comigo e quer que eu seja alguém. Ela me ensinou as coisas boas e ruins da vida. Sou um homem por causa dela. Não quero dar desgosto de jeito nenhum. Falei que arrumei uma namorada, e ela disse que eu ia arrumar encrenca. Pois arrumei. Agora o que ela fala para mim é lei!".

"Entendi, Enzo!".

"Vou ser um excelente jogador. Tenho senso coletivo, quero vencer! Jogo para ganhar! Incentivo os meus colegas e todo jogo é assim!".

Na escola, suas notas não estavam muito boas. Sua concentração e memória eram ruins. Tinha uma alimentação saudável, e toda gordura que comia, fazia mal a ele. Tinha enjoo e dor no estômago quando comia gordura.

"Se puder ajudar, tenho dor no joelho".

Comecei a falar sobre jogadores e vi o quanto ele vibrava com tudo isso.

Pensei... Sei que muitos jogadores profissionais ajudam crianças e jovens a realizarem seus sonhos. Depois de conversar com Enzo, percebi que é mais que um sonho. É uma forma de sair do contexto tão pesado de vida e ver a possibilidade de um futuro melhor, mais próspero e menos sofrido.

Mas a pergunta que não queria calar era... Era tudo aquilo verdade? Fui atrás dela!

Os educadores nessa escola são responsáveis pela disciplina dos meninos que ficam sob sua supervisão. E nada melhor que perguntá-los para saber se realmente procedia toda aquela história.

Boa parte eu acreditava que sim, mas a parte do futebol, nem tanto.

Enzo já tinha tentado quatro vezes entrar em times de referência, mas não conseguiu passar. Insistia em treinar sozinho, e sua avó o motivava, pois ainda que não conseguisse, o sonho de ser um jogador era uma forma de Enzo prosseguir sem cair no mundo, como ela dizia!

Em nosso último encontro, conversamos sobre Cristiano Ronaldo, Copa do Mundo, Messi e Ronaldinho Gaúcho, seu ídolo.

Falei que não importava se fosse ou não jogador. O importante era tornar-se um homem digno como sua avó queria. Ele concordou.

Saindo da sala, virou-se e disse: "amanhã tem jogo aqui na quadra! Meu joelho está bem melhor. Vou fazer um gol para homenagear você!".

"Tenho certeza de que não vai ser um só, Enzo! E vai fazer um gol de placa!!!".

REPERTORIZAÇÃO — RUBRICAS: fantasias, exaltação; olho amarelado; concentração difícil; memória fraqueza; ilusão grande personagem.

MEDICAMENTO UTILIZADO: *VERAT.*

MIASMA: LUETISMO.

CONSTITUIÇÃO: FLUÓRICA.

QUEIXAS MAIS FREQUENTES DOS SONHADORES: megalomania; castelos no ar; hiperatividade; problemas de aprendizagem; desnutrição; fraqueza; vermes.

MAIS MEDICAMENTOS HOMEOPÁTICOS DOS SONHADORES: *PHOS; SULPH; MED; BELL; CANN-I; ARS; SEC; CARB-V; PYR; BELL; HYOS; ARN; CARBN-S; MERC.*

CAPÍTULO 21

O DESATENTO (TDAH)

Tenho certeza de que você, mãe ou pai, já ouviu falar da sigla TDAH, não é?

É um verdadeiro terror para os pais!! E seu significado é motivo de idas e vindas a psicólogos, psiquiatras e professores de reforço, além de algo mais! Fora os medicamentos, que, muitas vezes, são receitados para seus filhos!

Deixemos a sigla de lado e vamos focar no jovem que tem um diagnóstico de transtorno de *déficit* de atenção com hiperatividade!!

Antes, porém, eu pergunto a você: se pudesse voltar no tempo, qual época você gostaria de reviver??

Infância? Adolescência? Faculdade? Nenhuma dessas? Está bom aqui no presente?

Não sei quanto a você, caro leitor, mas minha infância foi maravilhosa!

Lembra-se da época em que brincávamos na rua até altas horas? Queimada, rouba bandeira, pegador de lata! Íamos para a escola, fazíamos a lição e íamos para a rua!!! Lembro-me de que a terapia das nossas mães era se sentar na porta e conversar com os vizinhos! É... Tínhamos vizinhos! Eles que emprestavam a xícara de açúcar quando acabava!

Já na hora do jantar, nos sentíamos tão cansados que ali mesmo na mesa adormecíamos. Estávamos esgotados de tanto correr e brincar!

Agora, compare as crianças e jovens de hoje!

O mundo está violento. Eles não podem sair, moram em "apertamentos" e jogam muito!! O dia inteiro! Ou então ficam no celular!!

Já viram como é na hora das refeições? O que geralmente acontece?? E nos restaurantes, nos almoços familiares?? E no ônibus? No metrô?

Voltamos à sigla, TDAH! Foi essa a queixa de Nicolas. Ele foi para a Homeopatia como muitos outros jovens para tratar de TDAH.

Nicolas é um rapaz, claro, estatura mediana, olhos castanhos, rosto sem muitas reações, tímido, mas muito corajoso, visto que adora entrar em confusão na sala de aula com os colegas.

Conquistar a confiança de um jovem passa pelo conhecimento de gírias e de seu vocabulário. Não ria!! Ele acredita que você faz parte de um grupo seleto que compreende o que ele fala.

No anexo deste livro, coloquei algumas gírias que podem ajudar você. Assim, você não vai precisar de legenda para entender o que eles falam!

Voltando ao Nicolas. Um fato chamou minha atenção: aos 15 anos, ele já vai a festas e toma destilados!! E para completar, o pai e o avô têm sérios problemas com as bebidas!!

E, agora, você deve estar se perguntando: "o que tem em comum TDAH e bebidas?".

Tudo!!

Muitas pesquisas científicas já foram publicadas sobre como a genética dos ascendentes influencia os *déficits* neurais nos descendentes! Assim como outras substâncias, tais como o tabaco, por exemplo.

Nicolas não seria exceção à regra. Pior são os exemplos que, na maioria das vezes, os jovens tendem a repetir, ainda que inconscientemente.

O diferencial no tratamento homeopático é entender a origem da queixa. E, no caso de Nicolas, isso passava por gerações. Minha saída era tratar do pai e do Nicolas, já que o avô morreu precocemente devido ao alcoolismo.

Vários medicamentos podem ser usados para o tratamento, mas indagar qual é o tipo de bebida, o comportamento antes e após ingeri-la, além dos danos físicos já existentes, é primordial!

No caso de Nicolas, seu pai consumia destilados. Chorava bastante após o consumo e, na abstinência, tinha agitação e nervosismo.

Nicolas bebia para ter coragem. Coragem para "pegar as minas (meninas)!".

Assim como Nicolas, muitos jovens fazem o mesmo! Bebendo para ter coragem, ser aceito ou visto como "o cara!".

Vejo muitas reclamações dos familiares sobre como evitar que os adolescentes bebam! O diálogo é a melhor opção, mas as companhias influenciam muito na decisão. Bater, castigar e xingar não é uma solução.

O que fiz com Nicolas? Mostrei a realidade! Comecei pelo avô. Descrevi e o alertei sobre o que aconteceu com ele! Falei sobre os alcoólicos anônimos e como seria uma grande ajuda para seu pai! Eu perguntava, e ele mesmo respondia sobre o sofrimento que é para família esse problema que assola muitos lares! Falei sobre as pesquisas e sobre como a sua dificuldade para aprender tem relação com tudo isso. Não o tratei como uma criança, mas como um homem, já que colocar a mão no copo e tomar a bebida era decisão somente dele! "Você quer que essa história se perpetue? A decisão está em suas mãos!".

Despertei em Nicolas o sentimento de ser responsável pelos seus atos, assim como pelas dificuldades que todos nós temos. Ajudei-o a descobrir os benefícios de ser tímido e como melhorar essa questão. Incentivei-o a entrar na orquestra da escola. Começou a fazer apresentações. Disse que quando via as pessoas, desafinada. Falei que era bastante normal, mas com o tempo seria mais fácil. Relatou que as meninas diziam "olá" com mais frequência, e a bebida tinha deixado de lado. Mas ainda era difícil vê-la, sentir sua boca salivar e não beber! Nessas horas, pedi a ele para pensar no futuro. "Nicolas, gostaria que seus filhos vivenciassem o mesmo que você?".

Já dizia Kathleen Begley:

> *"Ao contrário da opinião popular, o alcoolismo é uma doença biológica e não uma falha moral. A superconservadora American Medical Association classificou-o como tal desde os anos 1950. Portanto, em vez de desprezar um bebedor problemático como alguém que não faz bem, adote uma abordagem compassiva ao problema. Torne-se parte da solução em vez de parte do problema."[6]*

---

[6] Livro *A Cadeia Alcoólica*, de Kathleen Begley.

REPERTORIZAÇÃO — RUBRICAS: desejo bebidas alcóolicas; covardia; envergonhado; concentração difícil; atividade hiperativo; inexpressivo.

MEDICAMENTO UTILIZADO: *NUX-V.*

MIASMA: SICOSE.

CONSTITUIÇÃO: CARBÔNICA.

QUEIXAS MAIS FREQUENTES DOS DESATENTOS: agitação; pernas inquietas; distração; incompreensão; dificuldade aprendizagem; falta de foco; não gosta de ler.

MAIS MEDICAMENTOS HOMEOPÁTICOS DOS DESATENTOS: *CANN-I; OP; MERC; CUPR; SPIG; AUR; SUL-AC; CARB-V; SIL; ANAC; PH-AC; TUB; ANG; TAB; PETR; APOCY.*

CAPÍTULO 22

A SEM APETITE

O amor sacia a fome, a falta dele dá anorexia, desnutrição e
qualquer outra anomalia.
(Sócrates Di Lima)

Qual é a primeira imagem que aparece em sua mente quando pronuncia a palavra "comida"?!!!

Não há quem resista a uma torta cheia de morangos ou chocolate, um café com pão de queijo bem quentinho ou, ainda, uma pizza!!

Falar de comida é de imediato... Hummm!

O problema vem depois, a balança! A cruel e realista balança! Por que comi tanto? Vou ter que malhar duas vezes mais!!!

Agora, pense ao contrário!! "Não vou comer porque tudo que eu ingerir vai me engordar, e quando eu olhar no espelho, vou ver minha barriga enorme, minhas coxas mais grossas e a calça 36 não vai entrar!!".

Ou imagine assim: "vou comer tudo que tiver na minha frente e saciar essa fome que me devora. Depois, ponho tudo para fora! Assim não engordo e mato minha vontade!"

A bulimia e a anorexia têm sido companheiras de muitas jovens buscando o padrão de beleza perfeito, a todo custo!

Essa história é um pouco da vida de Megan, assim como a de jovens que talvez você conheça.

A primeira vez em que a encontrei foi antes da pandemia, em 2019. Era uma jovem tímida, alegre e com um corpo normal para a idade. Tinha 14 anos. Adorava judô, tinha muitas amigas na escola e curtia a vida como todas da idade.

Então, veio a Covid-19. Ficamos enclausurados dentro de casa em um período de muita tensão para todos!

Essa época foi muito difícil! Fato! Imagine só para os adolescentes? Sem contato com os amigos, com aulas on-line, presos em casa, sem diversão, sem ir à escola!!??

Então, Megan voltou para a escola. Estávamos já em 2022!

Eu não a reconheci quando a vi. Perguntei: "você teve Covid?" Ela respondeu: "não. Ninguém lá em casa teve!". Perguntei, então: "nossa! Por que você está tão magra?". E me respondeu: "eu não acho! Olhe as minhas pernas! Não vim aqui por causa disso, mas por causa de dor no estômago".

A novidade era que ela estava em um relacionamento sério. Durante a pandemia, encontravam-se normalmente, mas seu peso começou a diminuir, e assim foi!

Pedi a ela para ver suas mãos e suas costas!

Via perfeitamente toda a coluna vertebral. E seus dedos estavam uns mais escuros que os outros.

Continuamos a conversar, e perguntei se estava praticando algum esporte. "Não mais. Agora quero ser modelo! Fiz um *book* e estou tentando contrato com alguma agência!".

"Ok! Diga para mim! Qual o seu peso e a sua altura!".

"Não sei meu peso. Só sei que preciso emagrecer! Minha altura é 1,65!".

"Entendi. O que você come?".

"Comida normal!".

Gente! A pior resposta que um ser querido possa me dar é: "normal e tanto faz"! E a pior resposta que eu posso dar a alguém é... "Entendi"! Há dois problemas aí: o "normal" que eu recebi e o "entendi" que eu respondi!!!

Só para esclarecer: nada é normal, e "entendi" é o meu xingo interno!! Kkkkk

Continuemos.

"Explique melhor "comida normal". "Arroz, feijão, carne, salada. Pão, frutas. Essas coisas!".

Perguntei: "quanto?".

"Normal, como todo mundo!".

Normal na homeopatia não existe!!!

"Megan, como você se sente?" "Bem, mas, às vezes, sinto um vazio. Parece que nada está bom. Tenho muitos ciúmes do meu namorado. Muita mulher em cima dele. Nós dois brigamos muito por causa disso. Vivo dando chupão nele e ele em mim só para elas saberem que tem dona."

"Você chora?" "Escondido, mais de raiva e de vazio mesmo".

"Quando você se olha no espelho, o que vê?". "Uma mulher gorda!".

Ninguém é gordo na casa de Megan e percebi que o vazio era mais sério do que pensei.

Outro detalhe eram seus dedos mais escuros. Significava que vomitava muito e era preocupante a situação.

Disse a ela que sabia disso. E não ia relatar o fato, porém, eu gostaria de saber como ela sabia que tinha ou não que vomitar, além de quando, já que não se pesava.

Ao falar, fiquei muito tocada com a resposta.

Ela tinha uma caderneta. Anotava tudo que comia e somava as calorias que consumia. Passando de um determinado número de calorias, vomitava. Chegamos, então, à dor de estômago.

"Megan, por acaso alguma vez saiu sangue depois que vomitou??" Ficou pálida, mais do que já estava. "Não que eu tenha notado".

Assim como a Megan, tenho Júlias, Marias, Anas e Emanuelles fazendo a mesma coisa. O motivo??? Os mais variados!!!!!

Aprendem e passam umas para as outras.

Já tratei meninas que falam que estão com crise de pânico ou ansiedade, mas é crise hipoglicêmica!!

Meninas que ficaram 16 horas sem se alimentar achando que perderiam os quilos a mais em um dia.

Meninos também estão fazendo isso, infelizmente!

Quando não conseguem ficar sem comer, tudo que está na frente é ingerido.

A adolescência é uma fase cruel. O jovem é lindo? Ótimo, tudo certo. "Pego" todos e todas.

Caso não tenha uma estima muito favorável, fim do mundo! Tudo é motivo para não sair, não comer, cortar-se, beber para ter coragem e outras coisas mais. Tudo isso para não deixar você, pai ou mãe, tão descabelado (perdoe se já o fiz)!

Fomos para o vazio!

O vazio pode ser: angústia, tristeza, aceitação, estima, falta de confiança, desnutrição, desilusão, humilhação, *bullying*, violência emocional ou física, luto, relacionamentos abusivos, entre outros!

Percebi que o caso de Megan passava pela falta de autoconfiança e pela desnutrição.

Tratar de casos assim nos deixa bem vulneráveis. Por vezes, lembro-me de fatos que aconteceram na minha infância, na escola, que não percebíamos, e quando chegamos à fase adulta, compreendemos o motivo ou por que temos dificuldade em lidar com algo ou alguém.

Acredito que muitos adultos atualmente procrastinam tanto devido a essas dificuldades ainda inconscientes.

Megan está melhor, mas tenho ainda muitas meninas e meninos que precisam encontrar seu caminho.

Não é difícil encontrarmos jovens tentando ser o que realmente querem ser e se sentindo bem com as escolhas que fizeram. Contudo, o pior é sermos omissos àqueles que silenciosamente passam por nós e não enxergamos!

Levante do sofá ou da cadeira! Vá até sua filha ou filho! Beije-o carinhosamente, ainda que ele pergunte: "o que é isso???".

Fale que o ama profundamente e tem orgulho de tê-lo como filho! Fará bem a você e principalmente a ele!!!

A fome da alma só se sacia com o amor!! Esse é o maior dos alimentos!

REPERTORIZAÇÃO — RUBRICAS: falta de confiança em si; emagrecimento, desnutrição; ciúme; dor estômago; melhor após comer, dor estômago; vaidade; deseja companhia; angústia.

MEDICAMENTO UTILIZADO: *PHOSP.*

MIASMA: TUBERCULINISMO.

CONSTITUIÇÃO: FOSFÓRICA.

QUEIXAS MAIS FREQUENTES DO SEM APETITE: fraqueza; desânimo; apatia; desmaios; anemia; sangramentos; dores no corpo; dores na cabeça; insônia; tristeza; depressão.

MAIS MEDICAMENTOS HOMEOPÁTICOS DO SEM APETITE: *LACH; LYC; PULS; BELL; CARC; STRAM; ARG-N; NAT-M; VERAT; ARS; HEP; IOD; HYOS; STAPH; ANAC.*

CAPÍTULO 23

A ALUNA

Você já pensou alguma vez na sua vida em lecionar? Pois bem, eu não.

Duas coisas que não achei que iria fazer um dia: ser professora e vendedora. Fiz as duas.

Ser professora não é nada fácil. Ser uma boa professora muito menos.

Durante um tempo, viajava pelo país lecionando Homeopatia. Descobri duas coisas com isso: uma era que eu adorava lecionar, e outra era que eu amava Homeopatia.

Quando fazemos o que amamos, parece não haver obstáculos para nada! Se tivermos que nos locomover de ônibus, trem, avião, táxi ou carroça, nada disso importa. Tudo fica leve.

O meu grande sonho era morar no Sul, mais especificamente no Rio Grande do Sul. Fui a passeio e me apaixonei pelo lugar. Encantei-me pelo sotaque, pelas paisagens e, claro, pelas pessoas.

Eu dedico este capítulo aos alunos mais aplicados que encontrei em POA (Porto Alegre), entre eles, a uma pessoa querida, uma aluna muito aplicada e dedicada, a Patty.

Pedi que relatasse como foi seu encontro com a Homeopatia e como mudou sua vida.

O título ela também o fez.

Boa, guria!! Segue a história da Patty redigida por ela e intitulada: a lagarta e a borboleta!!

A lagarta e a borboleta!

Quando tinha 10 anos, eu estudava em uma escola de freiras. Quando a gente chegava nessa idade, elas faziam uma campanha para conversar conosco sobre as vocações. De cara, eu sabia que não teria o menor talento para ser freira. Mas após eu ter me dado conta do que eu não queria ser, ficou uma dúvida.

Se não sirvo para ser freira, para que eu sirvo, então?

Minha mãe aproximou-se, vendo aquele semblante de preocupação, e perguntou o que estava acontecendo.

Eu estava de férias, mas não me importava. Eu tinha uma angústia de utilidade, de saber qual era o carimbo do meu bilhete, porque se eu servia para algo, por que não iniciar logo?

Sabiamente, minha mãe respondeu: "Ah! É isso que está te incomodando? Não te preocupa que isso vais aprender na medida em que for crescendo e estudando".

Esperar para mim era algo insuportável, principalmente entre o almoço e a hora de brincar! Parecia uma eternidade!

Se não bastasse essa eternidade, teria mais a eternidade da espera da solução da minha dúvida socrática.

O tempo passou e em 2016 resolvi estudar Homeopatia. Era aluna iniciante. Estávamos no início do inverno aqui em Porto Alegre. Um sábado gelado!

A turma mista de Homeopatia Clássica básica era composta por quatro níveis diferentes de aprendizagem. Uma turma com essas características equivale a unir uma turma de pré-escola, uma de primeira série e outra de segunda série e ministrar para elas operações com frações, ângulos e simetrias. Olhando isso de longe, sete anos depois, eu nomearia como "milagre pedagógico homeopático". Eu só me perguntava... como é que isso vai funcionar?

Pelos corredores os alunos cruzavam-se. "Aula de quê mesmo, hoje? Miasmas!". E os narizes iam se torcendo... Suspiros iam se distribuindo enquanto o caminho até a sala de aula ia ficando cada vez mais curto. Os penteados também iam se desfazendo em virtude das passadas de mãos na cabeça, de preocupação e ansiedade por um dia inteiro de aula com conceitos tão profundos. Dei uma passadinha rápida no banheiro para colocar erva na cuia e preparar um mate. Sim, aqui em Porto Alegre o chimarrão está na lista de material escolar.

Já na sala de aula, ouço burburinhos. Vou até a colega experiente e muito simpática ao lado e pergunto: "por que todos estão tão alvoroçados com a aula de hoje? O que faz desse conteúdo tão assustador?" Ela, na sapiência do seu quarto ano de experiência, responde: "a aula de hoje é sobre **m-i-a-s-m-a-s**! (à medida que ia pronunciando os fonemas da palavra, seus olhos iam se arregalando aos poucos e um sorriso tomava vagarosamente a forma da sua boca... E aquela doce senhora, de cabelos grisalhos, lindamente penteada, maquiada e vestida, fecha a mão esquerda e bate com a palma da mão direita sobre ela dizendo: "hoje é o dia que a gente 'ó')!

"Misericórdia! Isso deve ser um desespero!".

"Seja o que Deus quiser", pensei. Como tudo era novidade para mim, uma ansiedade se instalou. Natural, pois, agora, sou aluna, mas não estava só! Literalmente puxei meu marido comigo!

A postos para o início da aula, lá estava eu, bem quietinha. Bem quietinha mesmo! Quem me conhece sabe que isso é atípico. Sento-me ao lado dele, despejando silenciosamente o mate e o material sobre a classe e digo em tom de segredo: "parece que o conteúdo de hoje é de lascar".

Ele sinaliza o entendimento da mensagem mostrando um sorriso espichado e um "ichhhh"!

Depois de acomodada, corajosamente olho para a professora, que organizava seus materiais, ligava projetor, enfim... Preparava a sessão de tortura para a qual eu estava sendo preparada desde a minha chegada.

E a professora inicia a aula.

Ligo todos os meus sentidos para não perder nada e não sofrer tanto!

Computador ligado, projetor funcionando e ela diz: "bom dia, gente. Eu sou Cyntia Sampaio. Sou de Minas Gerais. Nossa aula de hoje é sobre mi-as-mas! E sorriu. Instantaneamente, o silêncio se fez. Além de sotaques, tenho predileções especiais por sorrisos. Sorrisos também me encantam. Eles são a configuração energética perfeita para dizer: "olá, eu estou disponível para você; você pertence a isso que se apresenta, vamos juntos? Pegue minha mão".

Eram 8h15 da manhã, e ela confortavelmente (e sorrindo) começa a contar uma história vivida por ela em uma longa viagem de ônibus, fazendo a relação entre o comportamento dos passageiros e os miasmas. O sotaque acrescentava uma doçura à história de modo que era impossível arredar a atenção. Não consegui anotar nada. Não queria perder o contato visual em nenhum momento.

Eu estava hipnotizada! Completamente presa naquela envolvente história, cheia de falas, de características. Em determinados momentos, o riso era inevitável, porque havia muito bom humor na prosa. Olhei ao redor e pude ver compartilhado nos olhos e sorrisos dos colegas a leveza e o prazer de estarmos ali, compartilhando a aprendizagem. Olhos e sorrisos não mentem. Há quem pense o contrário, mas o sorriso e o olhar precisam ser sustentados. Só a naturalidade tem essa força.

Dar aula é um ato de amor. Eu sempre concordei com essa frase. E como no amor, há várias formas de amar. Alguns professores "dão aula" usando recursos, outros "são a aula".

Os que "dão aula" passam pelos conteúdos, dominam o local no qual estão. Sabem as prateleiras, páginas e bibliografias. Podem acessar os conteúdos que se restringem a caixas, livros, móveis ou dispositivos. Suas aulas são boas. O preço dessa gestão não é barato. Ela tem o preço das caixas, dos livros, dos móveis e dos dispositivos. Como sabemos, as coisas hoje custam caro. Seus acessos é que são um pouco demorados. Mas entregam aos seus alunos qualidade e imagem fidedigna dos conteúdos.

Os que "dão aula" são "professores lagarta". O "professor lagarta" transita pelo conteúdo com uma segurança que vai até o ponto em que ele se dá conta de que, se perder o livro, se o dispositivo quebrar, se a estante for trocada ou se surgir uma nova bibliografia, ele vai precisar se reinventar, e isso não é bom.

Contudo, os que "são a aula" têm o conteúdo dentro de si, fixados em cada desafio que passaram. Dominam não só o conteúdo, mas a atenção e o afeto dos alunos. Os que "são a aula" têm como prateleiras as perdas que tiveram. Suas páginas são a transformação da tristeza em algo bom, e a bibliografia, os agravamentos que docilizaram a existência. Podem acessar os conteúdos por meio da imensidão das homeopatias que já tomaram e do quanto se dobram ao poder transformador dela. Suas aulas são fantásticas. Aaahhh! São sim! E o preço dessa gestão é altíssimo. Ela tem o preço das dores familiares, dos filhos tidos e não tidos, das dores dos nossos sistemas familiares, das incapacidades particulares, da consciência da finitude e da vida eterna. São itens caros. Têm o preço da vida. Da lida com a impermanência da vida! Nessa perspectiva, fazem seus acessos rapidamente! Entregam para seus alunos experiência, verdade e disponibilidade. Podem estar sem seus computadores, sem seus livros, sem seus planos de aula, ainda assim, a Homeopatia estará dentro deles. Os que "são a aula" são os "professores borboleta". O professor borboleta transita por corações e orações sinceras de que sejam abençoados, protegidos e tenham vida longa. Não temem a mudança; encaram corajosamente os altos e baixos e estão sempre prontos porque usam uma ferramenta de trabalho que, na mesma proporção em que é frágil, é poderosa: o coração, que lhes confere o superpoder de se reinventarem quando preciso.

Retorno então do intervalo com a curiosidade de uma criança da quinta série e com a alegria que só a escola pode proporcionar. Engana-se quem acha que somos crianças apenas quando somos crianças, lá na escola. A palavra "criança" tem duas hipóteses de etimologia. Pode ser a "a criação" (aquilo que surge, que foi criado, surgido) ou o que é pequeno. Nesse dia, eu tinha em mim as duas hipóteses. Somos pequenos em relação aos nossos professores e somos criados pelo que eles nos entregam. Assim como somos em relação aos nossos pais.

A tarefa de lapidar um ser humano é algo muito trabalhoso. É feito por etapas. Iniciado por nossos pais, que nos entregam toda a essência, depois, precisamos passar para as mãos dos professores, chefes e terapeutas para concluirmos as aprendizagens específicas. As filosofias sistêmicas comprovaram por meio do campo sistêmico essa dinâmica. Eles estão a serviço do "algo maior". Por isso, a necessidade que apresentamos de identificação ou não.

Nossa! Então estava tudo certo, porque eu olhava para a professora e dizia para mim: "eu quero ser como ela".

Sem ter lido livro nenhum durante a aula, sem ter tido necessidade de citar nenhum autor, a professora encerra a aula. Nenhuma aula durante os quatro anos de permanência no curso bateu aquela aula ou as aulas dela. Isso foi duro. Depois de se despedir e estar quase saindo, um colega solicita que ela sugira bibliografias. Ela volta até sua mesa, larga os livros e registra no quadro as bibliografias. Não consultou nada. Estava tudo na cabeça e no coração. Só faz isso quem consumiu vorazmente por horas de leitura o que ensinou.

Do mesmo modo como ela deixou a sala, deixou também a minha boca aberta de alegria, de satisfação. Vivi isso duas vezes. A primeira quando aprendi a ler. A segunda quando descobri que era capaz de ensinar uma criança a ler. A outra foi no dia dessa aula. Não há aluno que tenha vivido essa aula e não tenha tido essa mesma percepção. Sua aula foi um consenso. Como a gente diz aqui em Porto Alegre: "baita aula"! Ali eu decidi que um dia seria professora de Homeopatia.

Mais adiante, tornei-me sua cliente. Vivi e vivo grandes transformações e aprendizagens ainda com ela. Já esteve comigo em situações de muita alegria, de muita tristeza, de muito agravamento e de muita exoneração. Divide comigo o que aprende, desafia-me, situa-me e orienta. Professores são simplesmente incríveis. O poder que eles têm é grandioso. Aquela aula, que poderia ser uma catástrofe total, foi uma comunhão de informações, de inclusão, de dignidade e de conhecimento.

Professores são preciosos! A habilidade de tirarem de algo adormecido a força da transformação é competência para os bons corações. Bons e firmes. Lembro-me do dia em que liguei para ela e reclamei da vida. Na tranquilidade e doçura da sua mineirice, me disse: "Patty, às vezes para melhorar é preciso piorar". E ela tinha razão.

Ensinar Homeopatia é tão grandioso quanto ensinar a ler e a escrever. Nesse fazer está contido um grande significado que nos conecta à existência. O que está em jogo nessa aprendizagem não é o quanto amamos, mas o quanto esse amor é genuíno. Não está em jogo o quão poderosos somos, mas o quanto desse poder foi usado para a felicidade das pessoas. Não está em jogo o quanto de sucesso eu tenho, mas o quanto eu precisei me transformar e construir em relação a novos conceitos para que isso tenha acontecido. Não está em jogo quão linda borboleta eu sou, mas o quanto me superei para sair do estado de lagarta. Isso só é ensinado quando já foi construído pelo ensinante.

O que um professor nos ensina jamais poderá ser compensado pelo aluno. É muito grande. Isso só é compensado quando o aluno aceita o mesmo desafio passado pelo professor e faz da sua profissão instrumento de boa vontade, colocando-se à disposição de sua profissão e servindo ao seu conteúdo com seriedade, verdade e sentimento. Sem o último, não há a menor possibilidade de sucesso. Sim, o amor é o sucesso.

Faço desta escrita uma sincera e pequena homenagem a todos os professores que, como a professora Cyntia, aceitaram o chamado. Aos professores borboletas. Um dia, quando sairmos do casulo, cuidaremos dos nossos professores e dos filhos e netos deles. Assim, compensaremos o amor recebido, mas não com a arrogância de sermos melhores. Faremos isso pequenos. Na postura da concepção da "criança criatura" que toma alegre e satisfatoriamente tudo o que lhe foi transmitido com gratidão e pedindo licença para adaptar e acrescentar algo em tudo que aprendeu, perpetuando, assim, a história de quem veio antes e preparando o caminho dos que chegarão.

Assim, aquela criança que, sentada à soleira da porta, aguardava a sua resposta chegar, levanta-se confiante de que encontrou a resposta e aceita seu destino como uma trabalhadora da boa vontade.

Coloca no coração todos os registros dos seus sentimentos. Abre a caixa das tristezas e as coloca no armário em que consta a etiqueta "aprendizagem". Abre o vidrinho das perdas e as organiza no envelope da "gratidão". Pega seus livros e aulas de Homeopatia e coloca na mochila da "coragem", abre o portão e sai sorrindo com a alegria de quem não precisa esperar mais a hora de brincar.

Professores que fazem isso com um aluno são pessoas poderosas. Amorosamente poderosas!

Patrícia Ruiz da Silva

Linguista, Pedagoga Alfabetizadora, Terapeuta Homeopata acadêmica em Farmácia.

Lagarta que sonha em ser Borboleta.

CAPÍTULO 24

O AMOR

Se quer ser amado, ame.
(Sêneca)

As grandes histórias de amor sempre incluem um homem e uma mulher. Achamos que o romance é o ápice da demonstração de um sentimento tão sublime: o amor.

Durante 12 anos de prática clínica, as maiores queixas que ouvi e presenciei foram as decepções amorosas.

Sejam os casamentos (traições, desavenças familiares, além de: "não somos compatíveis"); sejam frustações entre amigos, parentes ou pais; namorados; relacionamentos a jato, entre outros.

Todos sofrem por término ou por não ser correspondido na mesma intensidade.

O fato é que os seres humanos são sim feitos para amarem e serem amados.

Então, a pergunta é: por que grande parte das pessoas não está satisfeita com suas relações afetivas?

Amo os animais, Colle (minha cachorrinha de estimação 32 kg) que o diga! Porém, observemos porque tantas pessoas estão vivendo sozinhas e preferindo viver com animais de estimação a se relacionarem com seres humanos.

Recentemente, fiz esses questionamentos e deparei-me com uma série de respostas.

A grande maioria respondeu: "para não sentir mais a dor de um amor não correspondido. É horrível ser rejeitada(o)!".

Somos seres sociais, e essa resposta me despertou.

Onde procuramos o amor?

Quem são as pessoas realmente felizes?

O que faz um ser humano estar feliz?

Procurar a definição para a felicidade não é tão simples. Em grande parte de nossa existência, temos momentos felizes, e a tristeza faz sim parte da vida.

Nessa busca, eu comecei a indagar os meus amigos, irmãos e outras pessoas com quem convivo. O que faz um ser humano estar feliz?

Procurei medicamentos homeopáticos que trouxessem esse sentimento.

Fiz uma relação enorme de lugares, hábitos, prazeres, viagens, mas o momento em que o ser humano é feliz é exatamente quando está com outro, ainda que para ele isso seja um conflito.

Durante todos esses anos, trabalhei com empenho naquilo que mais amo, a Homeopatia. Ela é um instrumento que me permite diariamente conhecer as pessoas e entendê-las de certa forma. Nós somos obras da natureza e tendenciamos a imitá-la. Não há regras, não há forma, não há modo.

Quando partilhamos, vivenciamos o amor, ainda que não o entendamos.

Essa experiência aconteceu comigo.

Vivencio as mais duras batalhas que nós, seres humanos, podemos suportar. Estar doente e buscar forças do interior para nos mantermos vivos.

Ainda que não estejamos doentes, presencio, na cura, o amor. Porque seu corpo disse: vamos lá!

Eu, assim como você, já amei. Não conseguimos decifrar o que, como e quanto é o amor.

Você deve estar se perguntando: "quem foi?".

Eu respondo: muitos!!!

O amor vem de graça, vem de um sorriso, de um gesto, de um abraço, de um "muito obrigado", de um "como vai você?".

Ele é construído dia após dia. Precisa de cuidado e deve ser cativado.

Há vários nomes e pode vir de homens ou mulheres, meninos ou meninas.

Você sente o amor quando está com ele. E já sente a sua falta quando se foi!

Não precisa dizer "até breve" porque o amor faz você voltar! E o amor vai alimentando você, preenchendo e transformando. Suas máscaras e armaduras caem e fica você... E o amor!

Sou eternamente grata por conhecer e viver o amor. Procurei em muitos braços, mas ele estava ali diante dos meus olhos.

Encontrei o amor nas meninas e nos meninos do Lar.

São os funcionários, os alunos, os educadores, os instrutores e os professores.

E descobri que, quando fazemos algo por alguém, aquele sentimento de dever cumprido, aquela paz mesclada com olhos cheios de lágrimas pelo sucesso do outro que tanto buscou se superar, aliado ao seu momento altruísta, ainda que seja por alguns segundos... Sim, sentimos o amor!

Essa emoção é única e verdadeira. Não há mentiras, não há máscaras, há uma conexão e não há como esquecê-la!

Dizem que só o amor é experienciado quando se torna mãe! Talvez seja uma forma! Minha mãe que o diga!

Você viverá dias e dias, mas não esquecerá em momento algum de sua vida, tamanha emoção, caso o sinta!

Dedico este capítulo aos amores da minha vida. Nós vivenciamos todos os dias a alegria de amar. Eu tenho fé que exista algo, alguém ou lugar que você se sinta assim, pleno como o amor.

Jesus, o Mestre do amor, já afirmava:

"O que é meu é para todos!
O que é teu é para todos!
Nem teu nem meu,
Tudo é de Deus, que o dá para todos! Essa é a Lei!"

A Lei do Amor!

ANEXO 1

MÚSICAS

Conhecer as músicas que os adolescentes ouvem pode estreitar a sua relação com eles. Nada de falar que é horrível, gosto não se discute.

Vou lhe dar um exemplo.

Tratei de uma menina que só falava mentira, uma maior que a outra. Era preciso entender o porquê daquilo, dessa forma, entrei pelo universo rádio ou momento Dj! O que isso significa?

"O que você está escutando? Qual é a música que você mais curte no momento?".

"Estou ouvindo bastante VMZ à prova de bala!".

Eu nunca tinha ouvido essa música na vida! Acessei o Google e achei a letra da música!

Sabe aquela máxima "uma imagem vale mais que mil palavras?". No caso, foi "uma música vale mais que uma hora de atendimento!".

Segue a letra da música VMZ!!!

Mais um dia onde a luz acende
E começa tudo tão bonito
Bom dia mãe, bom dia pai
Cês são tudo que eu preciso
Tô resolvendo uma pá de coisa
Mas cês não precisam saber disso
Relaxa que isso é coisa minha
É besteira, deixa isso comigo
Se vocês soubessem que já faz uns dias
Que eu ando sentindo tanta solidão
Eu lembro de tantos amigos que estavam comigo
E hoje já não mais estão

Que eu dei errado no amor
E sabe, a culpa é só minha
O mundo inteiro tem me dito: Pare
E quanto mais eu tento
Mais estrago minha vida
Por mais que muitos me odeiem
Eu nunca entendi o motivo
Talvez eu perdi o controle
E fiz algo errado
E por isso eu paguei o prejuízo
Eu vejo todos se afastando
Ouvindo: A culpa é sua
Pessoas estragaram tudo
E querem que só eu assuma
Mas não precisam ficar preocupados
Que eu tenho resistido tudo muito bem
Que às vezes eu choro à noite pelos meus problemas
Mas nunca incomodo ninguém
Pois eu sou à prova de balas
Mesmo não entendendo muito
Pois eu só tenho uma chance
Fazer tudo certo, vai salvar o mundo
Eu sou à prova de balas
À prova de tudo
Eu quero te desarmar
Quero vencer o mundo
À prova de balas
Eu sou à prova de balas
À prova de tudo
(À prova de tudo)
Eu quero te desarmar (ah, ah)
Quero vencer o mundo
(Você vai vencer o mundo)
Ya
Pois eu sou à prova de balas (eu sou à prova de balas)
À prova de tudo (à prova de tudo)
Eu quero te desarmar (ah, ah)
Quero vencer o mundo (você vai vencer o mundo)

Não são só as músicas que podem auxiliar a compreender o que os adolescentes vivem, percebem e, por vezes, não conseguem verbalizar ou mesmo expressar sobre o que sentem, desejam e são. Vai aí um checklist de opções!!

- **Gêneros musicais:**

FUNK; *RAP*; ELETRÔNICA; SERTANEJO; SERTANEJO UNIVERSITÁRIO; GOSPEL.

- **Mangás (são muitos, pesquise os que os jovens curtem):**

ONE-PUNCH MAN; TOKYO MANJI REVENGERS; BAKI; KINGDOM; NARUTO; BLACK CLOVER; ATTACK ON TITAN; CHAINSAW MAN.

- **Jogos (variados! Por vezes, podem expressar sentimentos reprimidos, tais como os de luta):**

VALORANT; APEX LEGENDS; FORTNITE; SKYRIM; OSU!; GENSHIN IMPACT.

- **Séries (ajudam os adolescentes a se enturmarem):**

ONE PIECE; STRANGER THINGS; SEX EDUCATION; THE UMBRELLA ACADEMY; OUTER BANKS.

- **Influencers (vai ajudá-lo a entender o porquê do cabelo de um jovem ter sido tingido de azul ou o motivo de estar usando uma roupa estranha, por exemplo):**

INFLUENCIADORES; YOUTUBERS (EXEMPLO: MAICON KUSTER).

- **Moda (tendência do momento):**

PENTEADO; COR E CORTE DO CABELO; TÊNIS, PULSEIRA, BONÉ, JEITO DE SE VESTIR E ANDAR.

- *Fanfic*

"O que é uma **fanfic**? A palavra "**fanfic**" é abreviação de "**fanfiction**" e significa "ficção de fã". São contos escritos por pessoas que se inspiram em produções (de outros autores) já existentes, tais como livros, filmes e séries. Ou seja, é a criação de novas histórias com base no conteúdo original que o fã já conhece e admira".

Na sequência, leia um trecho retirado do intitulado *"O que acontece no fim de uma vida".*[7]

> *A vida e a morte, algo que é bastante comum obviamente, todos começam a viver e logo todos estão destinados a morte, mais há um local onde alguns mortais trabalham junto com os imortais para certificar que tudo aconteça de forma organizada. E nisso, alguns mortais com conexão ao outro mundo, e alguns mortos também, se reúnem em uma escola que une os dois mundos. Mas nem todos os mortais podem entrar nessa escola, apenas os escolhidos pelo diretor e chefe dos ceifeiros e estabilizadores entre a vida e a morte que levam as almas para o pós vida e os protegem dos Monstros, agora o que são estabilizadores, ceifeiros, Mortais, Mortos e Monstros... O que acontece no fim de uma vida.*

- **GÍRIAS (não precisa se esforçar para falar como eles. A convivência e ouvi-los já é uma escola! Lembre-se de que você falou bastante gírias e até hoje as usa! Boa diversão):**

CRUSH; XOXO; CHAMA NO PROBLEMINHA; *4 LIFE* (PARA SEMPRE); PERRECO; *TRASH*; MANO BRINKS; RIDE (CARRO); NOIADO; TIPO; VÉI; PISA MENOS; *BLOCK* (QUARTEIRÃO); LIGA NÓIS; TALS; É OSSO; BB; *BOO* (GAROTA); BANCA ROLÊ; NUDES; ME CHAMA; FLY (BÊBADO); RESENHA; TRETA; MIGA; TOP; *HOOD* (GUETO); SEM VISÃO; LIXO; BORA; PESSOA DO VALE; *HUSTLER* (ROLEIRO); TRAMPO; CONTATINHO; BOA; MANO; MANDRAKE; NA MALDADE; FINGIU DEMÊNCIA; LUPA; ROBOZÃO; MALA; GADO; *SPOILER*; ENQUADRO BALA; ZÉ POVINHO; OI, SUMIDO; SEXTOU; ENCOSTA; GOMA; BANDIDA; SHIPPAR; VEM DE ZAP; FITA; AGRADECE.

---

[7] Um adendo: existem muitas fanfics com conteúdo adulto e erótico, fique ligado!

- **GRUPOS!!!! (Pergunte em quais grupos eles estão. exemplos: grupos de música, escola, entre outros).**

- **ARTISTAS (Esse é o pior! Vai de Legião Urbana até música clássica e mais um pouco):.**

MAGIC; VITOR KLEY; AVICII; VANCE JOY; MATT SIMONS; ALAN WALKER; LANA DEL REY; DEMI LOVATO; SIA; DAVID GUETTA; ANAVITÓRIA; DUA LIPA; ARCTIC MONKEYS; CHARLIE PUTH; ALINE BARROS; TIAGO IORC; ROUGE; KATTY PERRY; CHIMARRUTS; LADY GAGA; COLDPLAY; CAMILA CABELLO; ANITTA; BEYONCÉ; ARIANA GRANDE; TAYLOR SWIFT; MAROON 5; RIHANNA; ED SHEERAN; GUSTTAVO LIMA; JOÃO GOMES; KAVINSKY; VMZ; ABBA; THE SMITHS; THIAGUINHO; ELTON JOHN; JOJI; ANA VILELA; TIERRY; FELIPE AMORIM; MARÍLIA MENDONÇA; LAUANA PRADO; LEGIÃO URBANA; MARI FERNANDEZ; GUILHERME E BENUTO; AGROLOVE; HUGO E GUILHERME; JOÃO BOSCO E VINÍCIUS; CARINHA DE MALDADE; TIK TOK; PISEIRO; BREGA FUNK; MC DON JUAN; MC G15.

ANEXO 2

DESENHOS E FOTOS

Uma técnica bem simples que uso é o desenho livre! Dependendo do adolescente, não é fácil interagir, e o desenho é uma ferramenta muito útil. Não precisa ser psicólogo para decifrar! Lá vai!

CYNTIA SAMPAIO

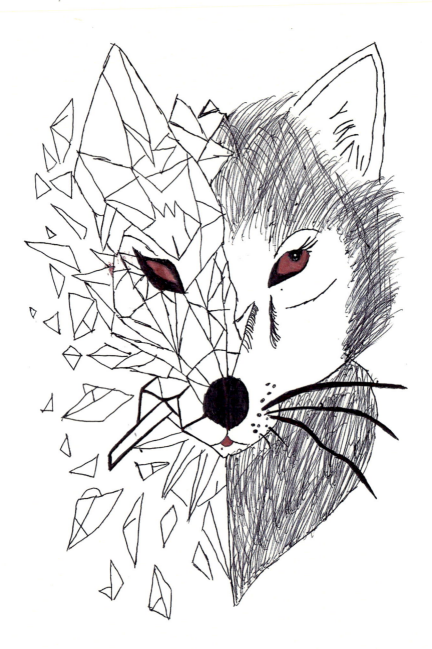

SUA MAJESTADE: O ADOLESCENTE!

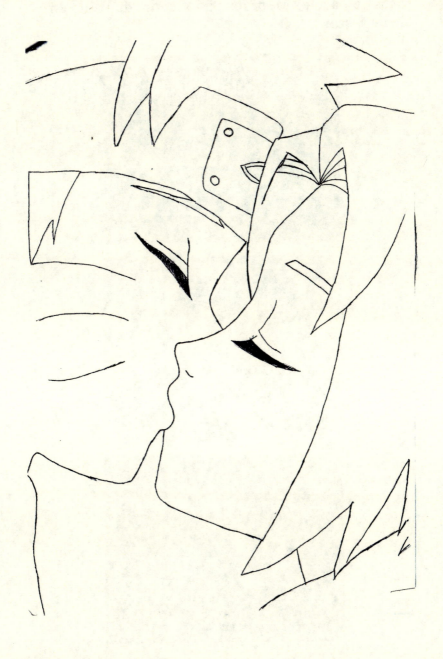

137

Fotos do Lar dos Meninos São Vicente de Paulo em dia de festa!

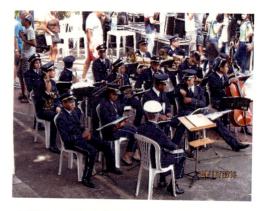

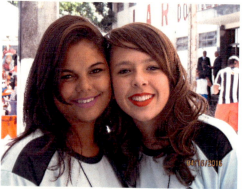

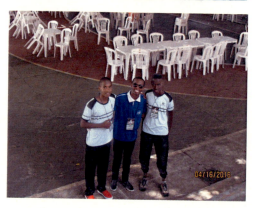

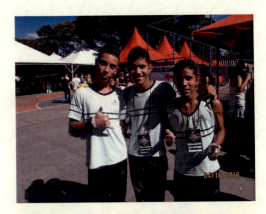
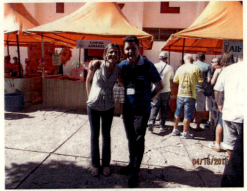
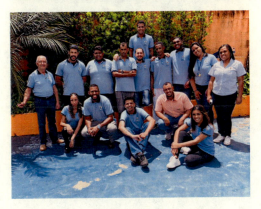

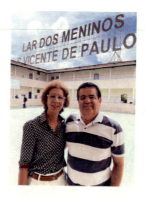

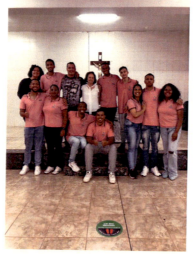

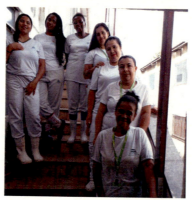

ANEXO 3

A CIÊNCIA DA HOMEOPATIA

Texto retirado do livro *"Os Princípios Básicos da Homeopatia. Homeopatia: A Medicina Energética[8]"*, escrito em 1996 pelo professor George Vithoulkas, prêmio Nobel alternativo.

"A Homeopatia é um sistema terapêutico desenvolvido pelo médico alemão Samuel Hahnemann.

Essa ciência leva em consideração a totalidade dos sintomas de um organismo na sua tripla expressão nos níveis mental, emocional e corporal, divulgando a perturbação subjacente de forma muito precisa, de modo que tal distúrbio poderá ser tratado com medicamentos energéticos muito eficientemente.

A Homeopatia fortalece o sistema imunológico, que, no seu novo estado "mais inteligente" e fortalecido, consegue combater os invasores ou qualquer doença aguda ou crônica de si. A Homeopatia trata os pacientes como indivíduos, utiliza um regime personalizado de cura que consegue reverter o curso degenerativo da doença."[9]

Segundo Vithoulkas, "todas as substâncias materiais, dos menores microrganismos aos maiores planetas, exibem ambas as propriedades. Ora energia, ora matéria. Uma substância ingerida tem o potencial de afetar o organismo não apenas a nível químico, como no caso de alimentos, vitaminas, medicamentos químicos, tabaco, café etc., mas também a nível energético: o campo eletromagnético (cem) de uma substância pode interagir com o cem do organismo que está

---

[8] Título original em inglês: *The basic principles of homeopathy. Homeopathy: the energy medicine.*

[9] Escrito da autora: o que muitas pessoas têm em mente quando falamos sobre Homeopatia é: um vidro com água e álcool, no qual não há medicamento, ou seja, efeito placebo. Várias pesquisas já comprovaram que quando um medicamento homeopático é feito, a água, o veículo e o álcool usados para preservar a substância colocada nesse vidro — a qual é diluída e movimentada em um processo de dinamização —, intensificam a informação dessa substância. Essa informação (energia) será mais intensa quanto maior a agitação no preparo do medicamento.

ingerindo-a, especialmente se as suas frequências respectivas estão próximas o suficiente para ressoarem.

A diluição e a sucussão são cruciais no preparo do remédio homeopático. Quanto mais alta a diluição e o número de sucussões, mais profundo é o efeito curativo da solução. Até onde tenho consciência, nem a física ou a química moderna têm qualquer explicação ainda de como uma diluição não material pode ter um efeito medicinal. Talvez um tipo de energia não descoberto esteja "marcado" pela substância no diluente!"

Hoje, já existem muitos estudos da nanotecnologia mostrando como os medicamentos homeopáticos podem agir no organismo, promovendo grandes ganhos.

Conceitos para você relembrar ou aprender!

Após questionarmos o paciente ou cliente, anotamos todas essas informações e analisamos o que foi dito e perguntado. Assim:

- RUBRICA: como o nome já diz, é uma pequena assinatura. Uma palavra que designa uma situação vivida. Por exemplo: transtorno por mortificação significa ser humilhado. As rubricas estão no repertório.

- REPERTÓRIO: livro ou *software* no qual encontramos todas as rubricas com os respectivos medicamentos e pontuação, classificados geralmente pela localização.

- REPERTORIZAÇÃO: método para avaliarmos qual o melhor medicamento escolhido, por meio das rubricas identificadas. Quanto mais rubricas e pontuação houver, mais aquele medicamento terá ação sobre a queixa.

- MEDICAMENTOS: os medicamentos são escritos em latim e aqui mencionados de forma abreviada.

- MIASMA: é a nossa predisposição a determinados adoecimentos. Por exemplo: minha família materna em grande parte apresenta problemas cardíacos. A tendência, então, é que seus descendentes tenham a mesma predisposição a tê-los (Hahnemann considerava três miasmas: psora, sicose e o luetismo. Vannier e Lebel acrescentaram mais dois: tuberculinismo e cancerinismo. No entanto, Hahnemann não apenas os denominou, mas também relatou no Organon, livro-base para compreender a Ciência da Homeopatia, esses dois citados por Vannier e Lebel. Outro estudioso, Rajan Sankaran, menciona em seu método "sensações" a existência de 10 miasmas):

- PSORA: INDIVÍDUOS QUE RESPONDEM PRONTAMENTE AOS ADOECIMENTOS;
- SICOSE: INDIVÍDUOS QUE PENSAM MUITO E AGEM POUCO;
- LUETISMO: INDIVÍDUOS QUE SÃO RADICAIS;
- TUBERCULINISMO: INDIVÍDUOS QUE VIVEM POR UMA CAUSA, APAIXONADOS;
- CANCERINISMO: INDIVÍDUOS PERFECCIONISTAS.

- CONSTITUIÇÃO: trata-se de características morfológicas, fisiológicas e fisiopatologia dos indivíduos. Nesta obra, utilizamos três: carbônica, fosfórica e fluórica.

  - CARBÔNICA: SÃO INDIVÍDUOS DO TIPO "MARADONA", S, ENCORPADOS, CORPULENTOS, BAIXOS, FORTES E MAIS QUADRADOS;
  - FOSFÓRICA: SÃO INDIVÍDUOS DO TIPO "GISELE BÜNDCHEN", ESGUIOS, COM CINTURA E COXAS UM POUCO MAIS GROSSAS;
  - FLUÓRICA: SÃO INDIVÍDUOS DO TIPO "RONALDINHO GAÚCHO", NÃO HÁ SIMETRIA CORPORAL. CINTURA DE UMA FORMA, O ROSTO PODE SER OVAL, PERNAS MAIS FINAS E AUSÊNCIA DE CINTURA.